I0131490

Ludivine Deberly

Les effets du rayonnement solaire sur le corps humain

Ludivine Deberly

Les effets du rayonnement solaire sur le corps humain

Presses Académiques Francophones

Impressum / Mentions légales

Bibliografische Information der Deutschen Nationalbibliothek: Die Deutsche Nationalbibliothek verzeichnet diese Publikation in der Deutschen Nationalbibliografie; detaillierte bibliografische Daten sind im Internet über http://dnb.d-nb.de abrufbar.
Alle in diesem Buch genannten Marken und Produktnamen unterliegen warenzeichen-, marken- oder patentrechtlichem Schutz bzw. sind Warenzeichen oder eingetragene Warenzeichen der jeweiligen Inhaber. Die Wiedergabe von Marken, Produktnamen, Gebrauchsnamen, Handelsnamen, Warenbezeichnungen u.s.w. in diesem Werk berechtigt auch ohne besondere Kennzeichnung nicht zu der Annahme, dass solche Namen im Sinne der Warenzeichen- und Markenschutzgesetzgebung als frei zu betrachten wären und daher von jedermann benutzt werden dürften.

Information bibliographique publiée par la Deutsche Nationalbibliothek: La Deutsche Nationalbibliothek inscrit cette publication à la Deutsche Nationalbibliografie; des données bibliographiques détaillées sont disponibles sur internet à l'adresse http://dnb.d-nb.de.
Toutes marques et noms de produits mentionnés dans ce livre demeurent sous la protection des marques, des marques déposées et des brevets, et sont des marques ou des marques déposées de leurs détenteurs respectifs. L'utilisation des marques, noms de produits, noms communs, noms commerciaux, descriptions de produits, etc, même sans qu'ils soient mentionnés de façon particulière dans ce livre ne signifie en aucune façon que ces noms peuvent être utilisés sans restriction à l'égard de la législation pour la protection des marques et des marques déposées et pourraient donc être utilisés par quiconque.

Coverbild / Photo de couverture: www.ingimage.com

Verlag / Editeur:
Presses Académiques Francophones
ist ein Imprint der / est une marque déposée de
OmniScriptum GmbH & Co. KG
Heinrich-Böcking-Str. 6-8, 66121 Saarbrücken, Deutschland / Allemagne
Email: info@presses-academiques.com

Herstellung: siehe letzte Seite /
Impression: voir la dernière page
ISBN: 978-3-8381-7321-4

Copyright / Droit d'auteur © 2014 OmniScriptum GmbH & Co. KG
Alle Rechte vorbehalten. / Tous droits réservés. Saarbrücken 2014

SOMMAIRE

LISTE DES ABREVIATIONS
(Ordre alphabétique)

ADN : Acide Désoxyribonucléique
AFSSAPS : Agence Française de Sécurité Sanitaire des Produits de Santé
AFSSE : Agence Française de Sécurité Sanitaire Environnementale
AFSSET : Agence Française de Sécurité Sanitaire de l'Environnement et du Travail
AINS : Anti-Inflammatoire Non Stéroïdien
AJCC : American Joint Committee on Cancer
AMM : Autorisation de Mise sur le Marché
ANSM : Agence Nationale de Sécurité du Médicament (nouvelle appellation de l'AFSSAPS)
CEDEF : Collège des Enseignants en Dermatologie de France
CépiDc : Centre d'épidémiologie sur les causes médicales de Décès
CIRC : Centre International de Recherche sur le Cancer
CMDh : Coordination pour les procédures de reconnaissance mutuelle et décentralisées pour les médicaments à usage humain
DEM : Dose Erythémale Minimale
DMLA : Dégénérescence Maculaire Liée à l'Age
DOPA : Dihydroxyphénylalanine
EMA : Agence Européenne du Médicament
FECH : Ferrochélatase
FPS : Facteur de Protection Solaire
HAS : Haute Autorité de Santé
HPV : PapillomaVirus Humain ou virus du papillome humain
IARC : International Agency for Research on Cancer
InCa : Institut national du Cancer
INPES : Institut National de Prévention et d'Education pour la Santé
InVs : Institut nationale de Veille sanitaire
IP : Indice de Protection
IR : Infra-rouge
LE : Lupus Erythémateux
LEB : Lucite Estivale Bénigne
LED : Light-Emitting Diode ou diode électroluminescente
PCT : Porphyrie Cutanée Tardive
PRAC : Comité pour l'évaluation des risques en matière de pharmacovigilance
SPF : Sunburn Protection Factor
TOC : Troubles Obsessionnels Compulsifs
UROD : Uroporphyrinogène Décarboxylase

UV : Ultraviolet
UVA : Ultraviolet A
UVB : Ultraviolet B
UVC : Ultraviolet C

INTRODUCTION

Indispensable à la vie sur Terre, le soleil a de nombreuses conséquences sur notre santé.

Il permet la synthèse du précurseur de la vitamine D, nous procure un teint hâlé en été et ses différents rayonnements peuvent être utilisé pour traiter certaines pathologies.

Mais, comme chacun sait, le soleil a également de nombreux effets néfastes à court comme à long terme. Ces effets s'étendent du simple coup de soleil au cancer cutané, en passant par les photosensibilisations et les atteintes oculaires ; sans oublier les dermatoses qu'il peut déclencher ou aggraver.

Dans un premier temps, nous étudierons les caractéristiques du rayonnement solaire ainsi que les facteurs influençant la quantité de rayonnement UV arrivant à la surface de la Terre.

Dans un second temps, nous verrons les effets bénéfiques qu'a le rayonnement solaire sur l'homme et ses utilisations thérapeutiques.

Enfin, nous terminerons par les effets néfastes du rayonnement solaire, qu'ils soient immédiats ou à long terme.

PARTIE I

LE RAYONNEMENT SOLAIRE

1) Caractéristiques du rayonnement solaire (1)

Le soleil est une sphère gazeuse de 2.10^{27} tonnes et de 696 000 km de rayon (soit 100 fois celui de la Terre), située à 149 millions de kilomètres de notre planète.

D'une température de 15 millions de degrés, il produit dans l'espace un immense rayonnement électromagnétique dans toutes les directions.

Ce rayonnement est constitué d'une suite infinie et continue de radiations formées de petites particules d'énergie, appelées photons.

Ces derniers voyagent à la vitesse de 300 000 km/seconde (vitesse de la lumière) et atteignent la Terre en 8 minutes.

Ces flux de particules forment ainsi des ondes électromagnétiques dont la longueur d'onde détermine la dangerosité. (1)

Selon la relation de Planck :

$$E = hc/\lambda$$

E : Energie du photon (en Joule)
h : Constante de Planck = $6,625.10^{-34}$ J.s
c : Vitesse de la lumière dans le vide = 300 000 km/s = 3.10^{-8} m/s
λ : Longueur d'onde (en nm = 10^{-9} m)

L'énergie est donc inversement proportionnelle à la longueur d'onde.

En effet, les longueurs d'onde les plus courtes sont les plus agressives, tellement énergétiques qu'elles peuvent « ioniser » les atomes de la matière qu'elles traversent : les rayons cosmiques sont capables de traverser le globe terrestre ; les rayons gamma peuvent détruire une cible vivante (ils sont utilisés en radiothérapie dans le traitement des cancers) et les rayons X traverser en partie le corps humain (ils sont utilisés en radiographie).

Ces radiations ionisantes sont heureusement stoppées par l'atmosphère terrestre et la couche d'ozone.

Les autres radiations émises par le Soleil sont dites « non ionisantes », mais elles ne sont pas pour autant sans effet.

Les ondes électromagnétiques issues du rayonnement solaire se répartissent en familles de fréquences et de longueurs d'onde diverses, ce qui se traduit par un spectre électromagnétique (figure 1).

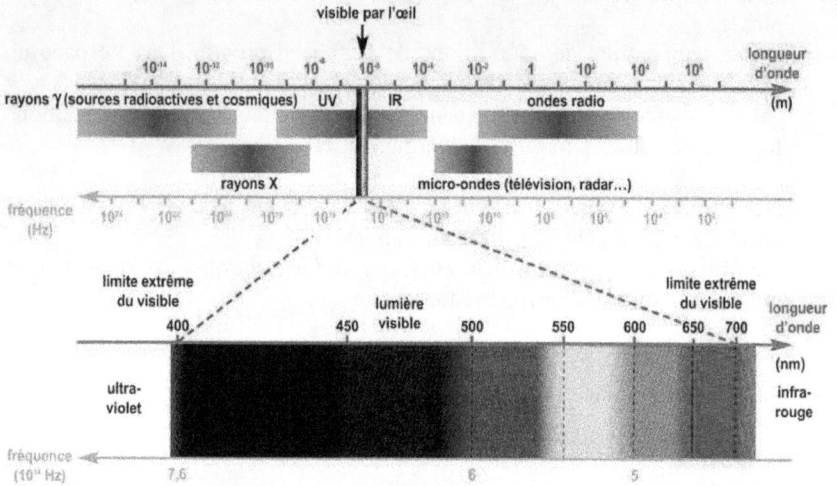

Figure 1 : Le spectre électromagnétique (2)

Au niveau du sol, l'énergie lumineuse est constituée de 55% d'infrarouges, 40% de lumière visible et 5% d'ultraviolets. (1)

- Les ultraviolets (1)

On les classe en trois catégories en fonction de leur action biologique et de leur pouvoir de pénétration dans la peau.

➢ UVC : De 200 à 290 nm

Ce sont les plus énergétiques donc les plus agressifs.
Mais ils n'atteignent pas la surface de la Terre car ils sont totalement absorbés par la couche d'ozone.

➢ UVB : De 290 à 320 nm (3)

Une partie des UVB est absorbée par l'atmosphère.
Seuls 2% des UVB atteignent la Terre.
Ils ne traversent pas le verre et sont peu pénétrants (80% sont arrêtés par l'épiderme, le reste s'épuisent dans le derme).
Néanmoins ils sont responsables du coup de soleil ou érythème actinique ; ils sont dits « érythématogènes ».
Ils participent à la pigmentation retardée produisant un brunissement prolongé de la peau (bronzage), mais ont aussi un rôle dans le développement de cancers de la peau.

➢ UVA : De 320 à 400 nm

Ils traversent le verre et peuvent pénétrer la peau jusqu'au derme.
Ils sont responsables d'une pigmentation immédiate de la peau, sans érythème, et contribuent au vieillissement cutané prématuré (peau endommagée et fripée).
Leur rôle dans certains cancers est aussi établi.

Il est important de retenir que les ultraviolets (UVA et UVB) ont un effet cumulatif. En effet, les lésions provoquées par les expositions solaires s'additionnent d'années en années.

• La lumière visible : De 400 à 800 nm

Elle correspond aux longueurs d'ondes que l'œil humain est capable de percevoir. Elle est décomposée à travers un prisme ou dans un arc-en-ciel en différentes couleurs allant du violet au rouge.
Inoffensive, elle donne lumière et couleurs à notre environnement.

• Les infrarouges : De 800 à 5 000 nm (1)

Ils sont absorbés par les structures liquides, agitent les molécules d'eau et produisent la chaleur.
Ce sont eux qui réchauffent la Terre et la maintiennent à une température de 17-18° Celsius.

• Les micro-ondes et ondes radio : > 5 000 nm (1)

Elles sont comparables à celles émises par les émetteurs de programmes radiophoniques et télévisés.
Elles ne sont pas absorbées par les molécules du corps humain et n'ont pas d'effet biologique reconnu.

2) Facteurs modifiant la quantité de rayonnements ultraviolets reçue en un point de la Terre : (1), (4)

La quantité d'ultraviolets reçue au sol est la somme de trois rayonnements : le rayonnement direct, le rayonnement diffusé et le rayonnement réfléchi.

a) Le rayonnement direct

Il dépend de plusieurs facteurs :

• L'index UV (5)

Il indique l'intensité du rayonnement ultraviolet et quantifie le risque d'une exposition au soleil.

Les index UV sont répartis en 5 classes de risques. Ces classes ont un « code couleur international » afin de faciliter la distinction entre des zones géographiques où l'intensité du rayonnement UV est différente.

- Index UV 1 et 2 : Rayonnement solaire faible (couleur vert)
- Index UV 3 et 4 : Rayonnement solaire modéré (couleur jaune)
- Index UV 5 et 6 : Rayonnement solaire élevé (couleur orange)
- Index UV 7 et 8 : Rayonnement solaire très fort (couleur rouge)
- Index UV 9 et plus : Rayonnement solaire extrême (couleur violet)

Plus l'index UV est élevé plus le rayonnement ultraviolet est intense et donc plus il faut se protéger du soleil.

• La saison :
La quantité d'UV varie en fonction des saisons, influencées par la distance du soleil à la Terre, et par l'inclinaison de l'axe de rotation de la Terre.
De mai à août, le rayonnement est plus fort dans les régions de l'hémisphère Nord.
Par ailleurs, plus on se rapproche de l'Equateur, moins la différence été/hiver est marquée.

• L'heure du jour
Lorsque le soleil est au zénith, la couche atmosphérique traversée est moins grande.
Entre 11h et 13h, on reçoit 20 à 30% du rayonnement solaire journalier et 75% entre 9h et 15h.
• La latitude

Plus on se rapproche de l'équateur, plus l'intensité du rayonnement UV augmente. L'ensoleillement est maximal sous les Tropiques où le rayonnement est presque vertical

Tandis qu'au-delà des 45ème parallèles, l'intensité érythémale est moindre ; c'est pourquoi le soleil des Canaries (situé au 28ème parallèle nord) est deux fois et demi plus érythématogène que celui de la Suède (situé au 60ème parallèle nord).

- L'altitude

En prenant de l'altitude, la couche atmosphérique traversée par les UV est moins épaisse et le rayonnement s'intensifie d'environ 4% tous les 300 mètres d'altitude.

Ainsi, à 1500 mètres d'altitude, on reçoit 20% d'UV supplémentaire par rapport à la quantité d'UV reçue au niveau de la mer

- Les surfaces vitrées

Les vitres d'une épaisseur de 3 mm permettent de stopper 97% du rayonnement UVB, mais uniquement 15% du rayonnement UVA.

Le pare-brise d'une voiture arrête 90% des UVB et 30% des UVA.

- La pollution industrielle (dioxyde de carbone, poussières et fumées)

Elle peut influencer la filtration des UV et diminuer le rayonnement dans les zones urbaines.

- L'humidité

Plus l'air est sec, plus l'intensité du rayonnement solaire est importante.

- La couche d'ozone (6)

L'ozone (O_3) est un gaz incolore à odeur très forte dont la molécule est formée de trois atomes d'oxygène (O).

L'ozone est présent dans toute l'atmosphère, mais c'est dans la stratosphère, entre 15 et 35 kilomètres au-dessus de la terre, qu'il se trouve concentré naturellement à 90 %. Ceci constitue la "couche d'ozone". Les 10 % restants se répartissent dans la basse atmosphère : la troposphère.

La présence de l'ozone dans l'atmosphère est liée à celle du dioxygène produit en grandes quantités par la végétation. Lorsque le dioxygène (O_2) est frappé par les ultraviolets du rayonnement solaire, il se décompose en deux atomes d'oxygène.

Ensuite l'un de ces atomes se recombine à une molécule de dioxygène, formant ainsi une molécule d'ozone (figure 2).

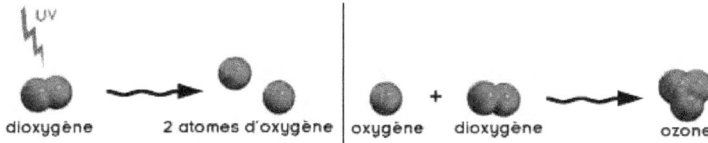

Figure 2 : Formation de l'ozone (5)

L'ozone se forme principalement au-dessus de l'équateur, zone où le rayonnement solaire est le plus fort et le plus direct. Puis, il est transporté par les vents de la haute atmosphère vers des latitudes plus éloignées.

L'épaisseur et la densité de la couche d'ozone varient selon la latitude et les saisons.

La couche d'ozone est un filtre naturel protégeant les écosystèmes terrestres des ultraviolets.

Si cette couche est si fragile, c'est qu'elle équivaut à une couche « d'ozone pur » de seulement 3 millimètres d'épaisseur, à la pression atmosphérique (cependant, l'ozone est très dilué au niveau de la stratosphère). Sans la couche d'ozone, la vie sur Terre ne serait certainement pas possible. Un grand nombre d'êtres humains et d'animaux souffriraient de pathologies dues aux rayons solaires.

b) Le rayonnement diffusé

Par ciel clair, l'intensité du rayonnement solaire est maximale.

Par temps nuageux, il existe des variations. En effet, les nuages atténuent davantage les IR que les UV. Or ce sont les IR qui produisent la chaleur que nous ressentons et nous alertent sur la dangerosité d'une exposition solaire prolongée.

Un ciel couvert peut donc engendrer une surexposition par suppression du signal calorique.

c) Le rayonnement réfléchi

La nature du sol influe considérablement sur la quantité de rayonnement que nous recevons (figure 3).

Surface	% de rayonnement rétro-diffusé
Neige	50 à 90
Sable	15 à 25
Eau de mer en mouvement	20
Eau calme de piscine	10
Surface labourée	4
Gazon et herbe	0,5 à 4
Asphalte gris	3
Lave noire	2

Figure 3 : Réflexion des UV selon différents types de sol (1)

Le sable réfléchissant 15 à 25% des rayons solaires, un parasol à la plage ne protège donc pas à 100% contre les UV.

De même, l'eau calme qui réfléchit 10% des rayons solaires, laisse ainsi passer 90% des UV dont 40% sont encore présents à 50 cm de profondeur. Les baigneurs sont donc particulièrement exposés lors de nages prolongées, d'autant que le rafraîchissement provoqué par l'immersion inhibe le signal calorique.

PARTIE II

LES EFFETS BENEFIQUES DU RAYONNEMENT SOLAIRE

1) L'action antirachitique par synthèse du précurseur de la vitamine D (7)

La vitamine D est une vitamine liposoluble. Elle se comporte comme une véritable hormone et possède de nombreux effets physiologiques.

Il existe une dizaine de variants de la vitamine D que l'on distingue par un indice numérique.
Les vitamines D les plus répandues sont la vitamine D2 ou ergocalciférol et la vitamine D3 ou cholécalciférol.

La vitamine D2 est d'origine végétale (levure, ergot de seigle, céréales) tandis que la vitamine D3 est d'origine animale (foie de poissons, beurre, lait, jaune d'œuf).

Il existe de nombreux dérivés de la vitamine D, mais deux d'entre eux jouent un rôle particulièrement important :
- le 25-hydroxy-vitamine D3 ou 25(OH)D3, également appelé calcifédiol ou calcidiol qui est la forme de réserve, stockée au niveau du foie.
- le 1,25-dihydroxy-vitamine D3 ou 1,25(OH)$_2$ D3, également appelé calcitriol qui est la forme active de la vitamine D.

Métabolisme de la vitamine D : (8, 9, 10)

Les vitamines D2 et D3 sont apportées par l'alimentation.
Toutefois, l'alimentation ne peut couvrir la totalité des besoins en vitamine D. Ceux-ci sont compensés par la synthèse d'origine cutanée qui permet de former le cholécalciférol (vitamine D3 inactive) sous l'action des UVB à partir du 7-déhydrocholestérol (précurseur du cholestérol).
Le cholécalciférol est donc une substance ultraviolet-dépendante.
Les UVB n'interviennent qu'à ce moment précis du processus de synthèse de la vitamine D mais leur action est indispensable.

La vitamine D3 n'est active qu'après une double hydroxylation. (figure 4)
La première, sur le carbone 25, se fait au niveau du foie grâce à la 25-hydroxylase et forme la 25-hydroxy-vitamine D3 (calcidiol).
La seconde s'effectue sur le carbone 1 au niveau des reins grâce à la 1-α-hydroxylase et forme le 1,25-dihydroxy-vitamine D3 (calcitriol) qui est la forme active de la vitamine D.

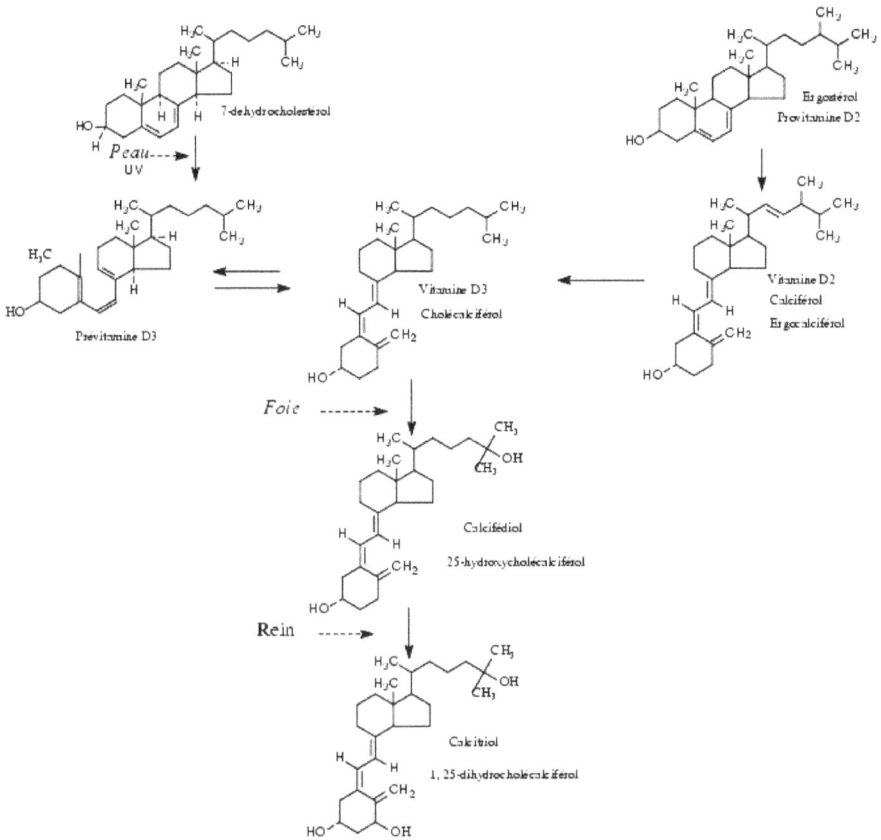

Figure 4 : Le métabolisme de la vitamine D (8)

Régulation de la synthèse de la vitamine D : (9)

Au niveau hépatique :

Il existe un rétrocontrôle négatif du calcifédiol sur l'activité de la 25-hydroxylase. La synthèse hépatique de 1,25-dihydroxy-vitamine D3 est donc autorégulée (en fonction des taux circulant de 25-hydroxy-vitamine D3).

Au niveau rénal :

La seconde hydroxylation n'a lieu que lorsque les taux de calcium circulant sont inférieurs à la normale ; en effet, la 1-α-hydroxylase est stimulée par la parathormone (PTH), hormone hypercalcémiante, secrétée par les glandes parathyroïdes.

La PTH est directement régulée par le taux de calcium plasmatique. Si ce dernier est bas, la PTH est activée, ce qui induit une augmentation de

19

l'absorption du calcium intestinal et une réabsorption rénale du calcium (grâce à la synthèse de la vitamine D (ces rôles sont détaillés à la page suivante) ; mais on a également une stimulation des ostéoclastes (cellules responsables de la résorption osseuse) afin de libérer le calcium osseux.

Lorsque les taux de calcium et de vitamine D sont suffisants, il y a un rétrocontrôle négatif de la 1,25-dihydroxy-vitamine D3 sur la PTH afin d'augmenter la minéralisation osseuse, d'une part en limitant la stimulation des ostéoclastes par la PTH et d'autre part en activant la différentiation et la maturation des ostéoblastes (cellules responsables de la formation du tissu osseux) par la vitamine D.

Un excès de 1,25-dihydroxy-vitamine D3 provoque un rétrocontrôle négatif sur la PTH (et par conséquence sur l'activité de la 1-α-hydroxylase) et augmente l'activité de la 24-hydroxylase qui transforme la 25-hydroxy-vitamine D3 en 24,25-dihydroxy-vitamine D3 au niveau rénal, qui est moins active que la 1,25-dihydroxy-vitamine D3.

Le catabolisme de la vitamine D :

La 1,25-dihydroxy-vitamine D3 et la 24,25-dihydroxy-vitamine D3 subiront une dernière hydroxylation au niveau rénal pour aboutir au 1,24,25-trihydroxy-cholécalciférol (métabolite inactif) qui sera rapidement éliminé par les voies urinaires. (10)

Les rôles de la vitamine D : (7)

La 1,25-dihydroxy-vitamine D3 favorise la minéralisation de l'os et du cartilage de croissance par plusieurs mécanismes :

- Elévation des concentrations extracellulaires du calcium et du phosphore :
    o Au niveau intestinal : elle stimule l'absorption duodénale du calcium et du phosphore
    o Au niveau rénal : elle stimule la réabsorption du calcium et du phosphore

- Réduction de la résorption osseuse par inhibition de la synthèse de la PTH

- Activation de la différentiation et de la maturation des ostéoblastes qui sécrètent la matrice osseuse

- Augmentation de la synthèse de la phosphatase alcaline osseuse, du collagène du type I, de l'ostéocalcine et de l'ostéopontine (composants de la matrice osseuse) (11)

La vitamine D participe ainsi à la régularisation du métabolisme phosphocalcique de l'organisme et à la minéralisation du squelette. (figure 5) (7)

Une carence en vitamine D entraîne donc une malabsorption du calcium et du phosphore ce qui provoque une hypersécrétion de PTH qui mobilise le calcium osseux pour maintenir une calcémie normale. Ceci entraîne une déminéralisation osseuse pouvant favoriser la survenue de déformations squelettiques : un rachitisme chez le jeune enfant et une ostéomalacie chez l'adulte. En effet, l'organisme, en absence de vitamine D, utilise le calcium de l'os pour maintenir une calcémie normale. (8), (12)

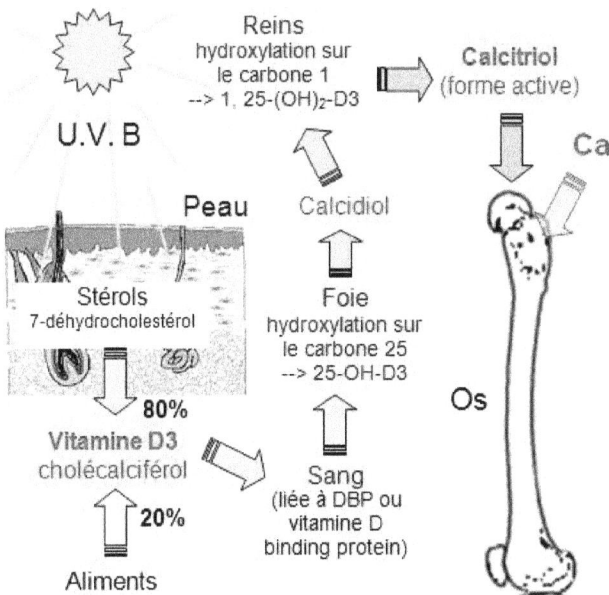

Figure 5 : Le métabolisme de la vitamine D et la fixation du calcium sur l'os (13)

En dehors de ses effets sur la minéralisation osseuse, la vitamine D joue également un rôle dans diverses pathologies : cancers, maladies auto-immunes, maladies infectieuses, maladies cardio-vasculaires. (14, 15, 16 et 17)

Les apports nutritionnels conseillés en vitamine D ont été définis en considérant que la production cutanée couvre 50 à 70% des besoins quotidiens en cette vitamine. Ils sont de 5 µg/j (200 UI/j) chez les adultes et les enfants de plus de 3 ans et 10-15 µg/j (400-600 UI/j) chez la personne âgée. (18)

Pour les nourrissons, les enfants de moins de 18 mois et les femmes enceintes, les recommandations sont différentes, comme indiqué dans le tableau ci-dessous : (tableau 1)

Population	Dose 1µg = 40 UI	Fréquence
Femme enceinte	80 000 - 100 000 UI	Une fois au début du 7ème mois de grossesse
Nourrisson allaité	1 000 - 1 200 UI	Par jour
Enfant <18mois recevant du lait enrichi en vit D	600 - 800 UI	Par jour
Enfant <18mois recevant du lait de vache non enrichi en vit D	1 000 - 1 200 UI	Par jour
Enfant de 18 mois à 5 ans et adolescent de 10 à 18 ans Pas de recommandation validée de 5 à 10 ans (études en cours)	80 000 -100 000 UI	2 doses de charge trimestrielles en hiver (novembre et février)

Tableau 1 : Recommandations de supplémentation en vitamine D chez les nourrissons, les enfants de moins de 18 mois et les femmes enceintes (19)

D'après une publication de décembre 2012 par le professeur Lang (20), pour les adultes de 50 à 70 ans et de plus de 70 ans, il est préconisé un apport minimal respectif de 600 et 800 UI de vitamine D par jour.
Ces taux doivent être interprétés en fonction de l'apport calcique alimentaire afin de ne pas provoquer d'hypersécrétion de PTH.

On a vu précédemment que la vitamine D est apportée à la fois par l'alimentation mais aussi par la synthèse cutanée sous l'effet des UVB. Les apports en vitamine D doivent donc, également, tenir compte de l'exposition solaire et doivent être plus élevés chez les sujets à peau pigmentée, sous les latitudes où l'ensoleillement est insuffisant, chez les personnes âgées, chez les sujets hospitalisés ou alités ou simplement chez les sujets qui vivent confinés à l'intérieur au détriment d'une activité de plein air. (14)

La France se situant à une latitude moyenne, une exposition solaire d'une durée de 15 à 30 minutes par jour en été, visage et bras découverts, est

suffisante pour produire une synthèse suffisante de vitamine D au niveau de la peau (50 à 70% des besoins en vitamine D seraient ainsi couverts).
Les besoins d'ensoleillement varient en fonction de la carnation : plus la peau est foncée, plus le temps d'ensoleillement nécessaire sera long. (12, 21)

En effet, les pigments de mélanine ayant un rôle de filtre absorbant les ultraviolets, ils empêchent en partie la photoproduction cutanée de vitamine D chez les personnes à peau noire ou foncée, qui ont ainsi besoin d'un temps d'ensoleillement plus important que les personnes à peau claire.

Cependant, attention à ne pas trop prolonger les expositions pour ne pas augmenter le risque de survenu des cancers de la peau. (22)

Pour couvrir les mois d'hiver, mais aussi dans certaines situations telles que chez la femme enceinte, le nourrisson ou pour les personnes alitées, on peut avoir recours à différents médicaments contenant de la vitamine D ou un dérivé de celle-ci :

✓ **Vitamine D2 (ergocalciférol) : Stérogyl®, Uvesterol D®, Uvesterol® ADEC** (8)

Ils sont utilisés pour prévenir et traiter les carences en vitamine D.

Posologies :

* **Stérogyl® solution buvable** (2 000 000 UI/100 ml ; 400 UI/goutte)

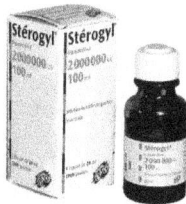

Photo 1 : Stérogyl® gouttes (23)

Dans la prévention du rachitisme :
- Nourrisson recevant un lait enrichi en vitamine D : 1 ou 2 goutte(s) par jour.

- Nourrisson recevant un lait non enrichi en vitamine D ou nourri au sein et enfant jusqu'à 5 ans : 2 à 5 gouttes par jour.

Dans le traitement des carences en vitamine D : 5 à 10 gouttes par jour, pendant 3 à 6 mois.

Dans les autres cas, notamment chez la femme enceinte et la personne âgée, la posologie est strictement individuelle.

- **Stérogyl® ampoule : 15H (Huileuse) et 15A (Alcoolique)** (600 000 UI/ampoule)

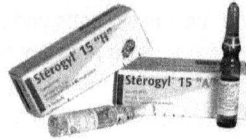

Photo 2 : Stérogyl® ampoule (24)

La solution huileuse peut être injectée par voie intramusculaire, en utilisant une seringue en verre ou avalée pure.
La solution alcoolique buvable est fortement alcoolisée ; elle ne peut pas être injectée. Elle doit être diluée dans un peu d'eau ou de jus de fruits.

La forme ampoule est réservée à l'adulte.
La posologie est d'une ½ ampoule à 1 ampoule, en une seule prise, une fois par an.

- **Uvesterol D® solution buvable** (1500 UI/ml)

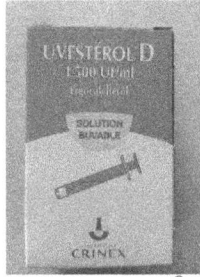

Photo 3 : Uvestérol D® (25)

Il est utilisé pour prévenir et traiter les carences en vitamine D chez le nourrisson et l'enfant de moins de 5 ans, ainsi que chez la femme enceinte ou qui allaite et chez la personne âgée.

Nourrisson et enfant jusqu'à 5 ans :
- 1 000 à 1 500 UI par jour (correspondant à une dose n° 1 ou n° 2 sur la seringue) en l'absence de lait enrichi en vitamine D
- 800 à 1 000 UI par jour (correspondant à une dose L ou n° 1 sur la seringue) en cas d'apport de lait enrichi en vitamine D

Femme enceinte : 1 000 UI par jour, pendant le dernier trimestre.
Femme qui allaite : 800 à 1 000 UI par jour, en l'absence d'exposition au soleil.
Personne âgée : 800 à 2 000 UI par jour.

- **Uvesterol® ADEC solution buvable** (1000 UI d'ergocalciférol par ml)

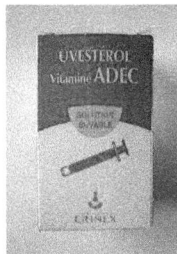

Photo 4 : Uvestérol ADEC® (26)

Ce médicament est utilisé chez le nouveau-né et le nourrisson présentant une carence en vitamines A, D, E et C.

La posologie est d'une mesure (1ml) par jour.
✓ **Vitamine D3 (cholécalciférol) : Vitamine D3 BON, Zyma D®, Uvedose®** (8)

Ils sont utilisés pour prévenir et traiter les carences en vitamine D.

Posologies :

- **Vitamine D3 BON** (200 000 UI/ampoule)

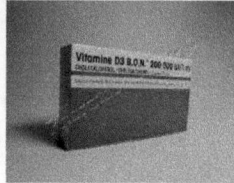

Photo 5 : Vitamine D3 BON® (27)

Solution huileuse buvable et injectable en ampoule de 1 ml.
Nourrisson et jeune enfant jusqu'à 5 ans : 1/2 ou 1 ampoule (selon le mode d'alimentation et l'âge) tous les 6 mois.

- **ZymaD® solution buvable** (10 000 UI/ml ; 300 UI/goutte) ou **ampoule** (80 000 ou 200 000 UI/ampoule)

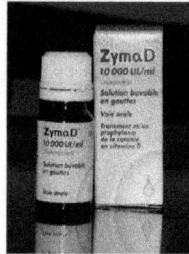

Photo 6 : ZymaD® solution buvable (28)

La posologie est strictement individuelle. Elle dépend de l'âge, de la prise de lait enrichi ou non en vitamine D ou de la présence d'une maladie de l'appareil digestif.

- **Uvedose®** (100 000UI/ampoule)

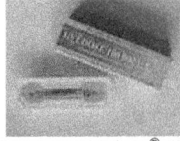

Photo 7 : Uvedose® (29)

Dans la prévention du rachitisme :
Nourrisson et jeune enfant jusqu'à 6 ans : 1 ampoule tous les 3 mois (2 ampoules chez l'enfant à peau sombre ou peu exposée au soleil).
Dans le cas d'une carence en vitamine D chez l'adulte : 1 ampoule tous les 15 jours pendant 3 mois puis 1 ampoule par mois pendant 3 mois et enfin 1 ampoule tous les 3 mois.

Dans les autres cas, notamment chez la femme enceinte et la personne âgée, la posologie est strictement individuelle.

✓ **Vitamine D3 (cholécalciférol) + fluorure de sodium : ZymaDuo®, Fluostérol®**

Ces médicaments associent deux substances :
- du fluor, qui s'incorpore à l'émail des dents et augmente leur résistance aux caries
- de la vitamine D, qui permet la fixation osseuse du calcium.

Cette association est utilisée chez le nourrisson en traitement préventif de la carie dentaire et des carences en vitamine D.

Posologies :

- **Fluostérol® solution buvable** (800 UI de cholécalciférol et 0,25 mg de fluor par dose)

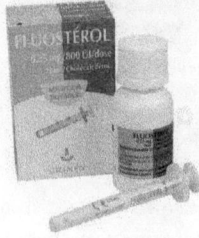

Photo 8 : Fluostérol® (30)

Nourrisson de 0 à 18 mois : une dose (0,25 ml) par jour.

- **ZymaDuo® solution buvable** 150 UI ou 300 UI par goutte (0,25 mg de fluor pour 4 gouttes dans les deux dosages)

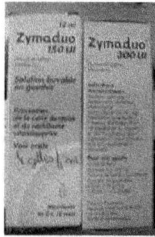

Photo 9 : ZymaDuo® (31)

Nourrisson de 0 à 18 mois : 4 gouttes par jour, en une prise.

Il existe deux dosages :
- 150 UI : si le nourrisson est alimenté avec un lait enrichi en vitamine D
- 300 UI : si allaitement ou alimentation avec un lait non enrichi en vitamine D ou enfant qui a la peau sombre

✓ **Calcifédiol : Dédrogyl® solution buvable** (5 µg/goutte)

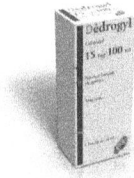

Photo 10 : Dédrogyl® (32)

Ce médicament contient de la vitamine D3 hydroxylée.

Il est utilisé dans :
- la prévention des carences en vitamine D lors de l'insuffisance rénale
- la prévention de l'hypocalcémie lors des traitements par les corticoïdes ou les anticonvulsivants
- le traitement du rachitisme chez l'enfant ou de l'ostéomalacie chez l'adulte

La posologie varie selon les cas :

→ Enfant et nourrisson :
- rachitisme carentiel : 2 à 4 gouttes par jour
- prévention des troubles calciques :
  * de la corticothérapie : 1 à 4 goutte(s) par jour
  * des anticonvulsivants : 1 à 5 goutte(s) par jour
- prévention de la carence en vitamine D dans l'insuffisance rénale : 2 à 6 gouttes par jour

→ Adulte :
- ostéomalacie
  * nutritionnelle : 2 à 5 gouttes par jour
  * par malabsorption : 4 à 10 gouttes par jour
- traitement de la carence en vitamine D : 2 à 5 gouttes par jour
- prévention des troubles calciques :
  * de la corticothérapie : 1 à 4 goutte(s) par jour
  * des anticonvulsivants : 1 à 5 goutte(s) par jour
- prévention de la carence en vitamine D dans l'insuffisance rénale : 2 à 6 gouttes par jour

✓ **L'alfacalcidol : Un-Alfa ® Capsules** de 0,25µg, 0,5µg et 1µg ou **solution buvable** de 1µg/goutte

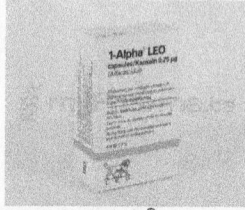

Photo 11 : Un-Alfa® capsules (33)

L'alfacalcidol correspond à la vitamine D3 hydroxylée (il augmente l'absorption intestinale du calcium et du phosphore).

Il est utilisé dans le traitement :
- des anomalies osseuses rencontrées chez les insuffisants rénaux (ostéodystrophies rénales)
- du rachitisme et de l'ostéomalacie résistant à la vitamine D naturelle
- des troubles de la calcification dus à un mauvais fonctionnement des glandes parathyroïdes
- de certaines hypocalcémies

La posologie varie selon les cas et en fonction du résultat des analyses de sang.

Par exemple, dans le cas d'une ostéodystrophie rénale chez l'adulte et l'enfant de plus de 20 kg, le traitement curatif commence par 0,5 à 1 µg par jour puis on passe à 1 à 2 µg par jour.
En préventif, il est préconisé 0,5 à 1 µg par jour.
Mais tout ceci dépend des résultats d'analyses faites régulièrement au cours du traitement.

✓ **Calcitriol : Rocaltrol® Capsules** de 0,25µg

Ce médicament contient un dérivé de la vitamine D directement utilisable par l'organisme.

Il est utilisé dans le traitement :
- du rachitisme et de l'ostéomalacie résistant à la vitamine D naturelle
- des anomalies osseuses rencontrées chez les insuffisants rénaux
- des troubles de la calcification dus à un mauvais fonctionnement des glandes parathyroïdes (hypoparathyroïdie et pseudohypoparathyroïdie)

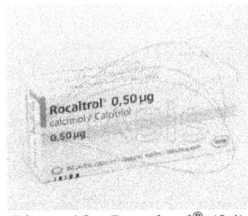

Photo 12 : Rocaltrol® (34)

La posologie varie selon les cas et en fonction du résultat des analyses de sang.

Sauf situation d'urgence, il est recommandé de commencer par :

- 0,25 µg par jour dans l'ostéodystrophie rénale de l'enfant
- 0,50 µg par jour, en une ou deux prises, dans l'ostéodystrophie rénale de l'adulte, les hypoparathyroïdies et pseudohypoparathyroïdies
- 0,50 µg chez l'enfant et 1 µg par jour chez l'adulte, en une ou deux prises, dans les rachitismes, ostéomalacies et hypoparathyroïdies vitaminorésistants.

La posologie ultérieure est strictement individuelle et doit être déterminée en fonction de la calcémie et la phosphorémie qui doivent être mesurées une fois par semaine pendant la phase d'équilibration et une fois par mois ensuite.

Les dérivés de la vitamine D peuvent également être utilisés dans le traitement du psoriasis : (8)

Le calcipotriol, dérivé du calcitriol, inhibe la prolifération des kératinocytes et permet leur différenciation.
Il est utilisé en traitement local du psoriasis (Daivonex®), tout comme le tacalcitol, analogue structural de la vitamine D3 (Apsor®).

L'excès de vitamine D :
L'hypervitaminose D peut survenir après la prise de doses excessives de vitamine D.
Il est déconseillé de prendre plus de 4 000 UI par jour. Cependant, la toxicité ne se produit qu'à partir de 40 000 UI (1mg) de vitamine D par jour chez l'adulte et 20 000 (0,5mg) chez l'enfant et ce pendant une longue durée. (35)

Les symptômes de l'hypervitaminose D sont dus à l'hypercalcémie qui survient lorsque les capacités d'élimination du calcium par les reins sont dépassées.

31

Les manifestations cliniques les plus fréquemment constatées sont les vomissements, la constipation, l'anorexie, la perte de poids, la faiblesse musculaire, la désorientation et la fatigue (36). L'hypercalcémie peut aussi conduire à des retards de croissance chez les enfants ainsi que d'autres signes tels qu'irritabilité, asthénie, fièvre persistante, polyurie, polydipsie, déshydratation, hypertension et insuffisance rénale fonctionnelle. (37)

A long terme, l'hypervitaminose D avec hypercalcémie permanente pourrait entrainer une calcification indésirable des tissus mous (parenchyme rénal, voies urinaires, parois vasculaires, muscles et tendons), le développement de calculs rénaux et des dommages au niveau du cœur, des poumons, des vaisseaux sanguins, mais aussi des os (douleur osseuse, perte osseuse, inhibition de la croissance pendant plusieurs mois). (37)

Le traitement de l'hypervitaminose D consiste en un arrêt des suppléments oraux, une restriction du calcium provenant de l'alimentation et une éviction de l'exposition au soleil. (8)

Un excès de vitamine D ne peut pas être dû à un excès d'exposition solaire : il existe une déviation de la synthèse cutanée de vitamine D lorsque celle-ci est en excès.

En effet, l'irradiation continue de la pré-vitamine D3 conduit à la formation de lumistérol et tachystérol (composés inactifs) au lieu de former la vitamine D3. (10, 38) (figure 6)

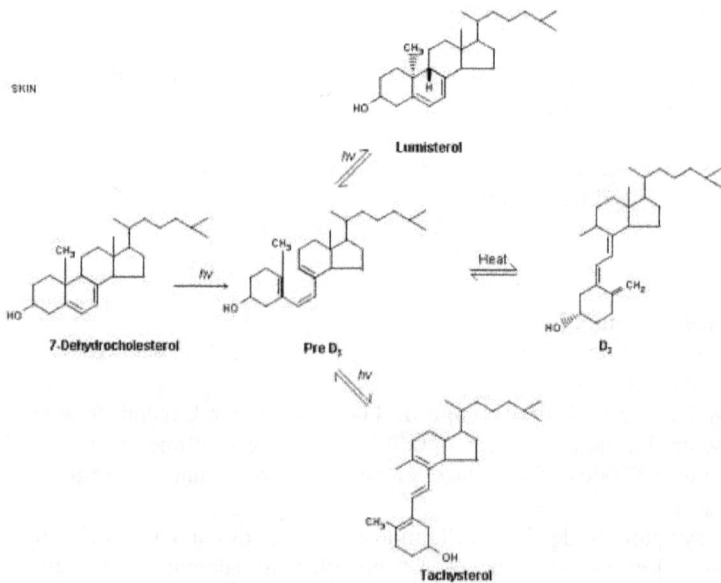

Figure 6 : Formation des différents composés à partir de la pré-vitamine D3 sous l'action des UV (10)

2) Le bronzage

Le bronzage est souvent perçu comme une réaction positive à l'exposition solaire. Mais, en réalité, c'est un moyen de défense naturel de la peau contre l'agression qu'est le rayonnement solaire.

La peau est une enveloppe qui nous protège de l'environnement et des agressions.

Elle est formée de la superposition de 3 tissus : l'épiderme, le derme et l'hypoderme. (39) (figure 7)

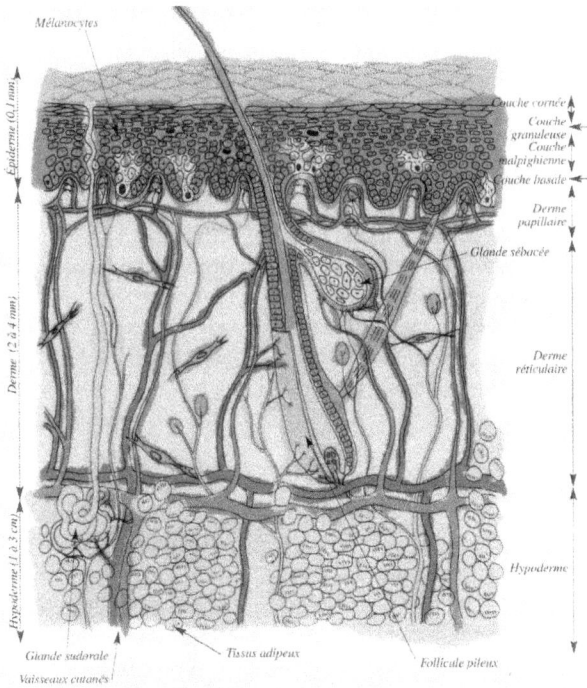

Figure 7 : Structure de la peau (40)

- L'hypoderme : (39)

Il est constitué de lobules remplis de cellules graisseuses (adipocytes) et séparés par des cloisons conjonctivo-élastiques servant de passage aux vaisseaux et nerfs destinés au derme.

Ce tissu adipeux hypodermique constitue une réserve capable de stocker les graisses et de les libérer en fonction des besoins de l'organisme. (40)

Son rôle est d'amortir les pressions auxquelles la peau est soumise et de protéger l'organisme des variations de température.

Son épaisseur varie en fonction des habitudes alimentaires mais aussi en fonction des parties du corps et du sexe.

En effet, chez l'homme, il se situe surtout au niveau abdominal alors que chez la femme il est prédominant sous la ceinture abdominale, au niveau des hanches, des cuisses, des fesses ou de la partie basse de l'abdomen. (39)

- Le derme :

Reposant sur l'hypoderme, sans délimitation nette, le derme est constitué entre autres de fibroblastes qui sécrètent collagène et élastine. Il renferme de nombreux nerfs et vaisseaux. (40)

Les fibres de collagène présentes permettent d'élaborer le tissu cicatriciel pour réparer les coupures et les écorchures. (41)

Le derme constitue le réservoir en eau de l'organisme et en particulier celui de la peau, lui assurant tonicité, solidité et élasticité. Il assure des fonctions de soutien, de protection et de nutrition. (41)

Le derme comporte deux régions : (39)
- Le derme papillaire : il renferme des fibres de collagènes fines et les terminaisons nerveuses
- Le derme réticulaire : il renferme des fibres de collagènes plus épaisses. Il constitue le lieu d'implantation des follicules pilo-sébacées et des glandes sudoripares

- L'épiderme : (40, 41)

C'est la couche la plus superficielle de la peau dont l'épaisseur est très variable : maximale pour les régions palmoplantaires et minimale aux paupières ; en moyenne 0,10mm. (40)

Il assure une triple fonction de protection : barrière imperméable contre la pénétration des substances chimiques et des liquides par la couche cornée issue de la maturation des kératinocytes, barrière contre le soleil par les mélanocytes et enfin défense de l'organisme par les cellules de Langerhans. (41)

Il est constitué de quatre couches : (Figure 8)

- La couche cornée
- La couche granuleuse
- La couche épineuse
- La couche basale

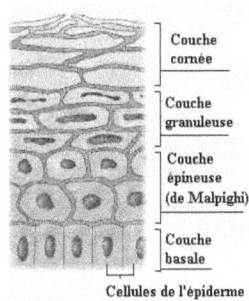

Figure 8 : Les différentes couches de l'épiderme (41)

La partie la plus profonde de l'épiderme, la couche basale, produit constamment de nouvelles cellules cutanées appelées kératinocytes qui, en progressant vers la surface de la peau, s'aplatissent peu à peu et finalement meurent, formant la couche cornée. (41)

Au niveau de la couche cornée, les kératinocytes deviennent des cornéocytes, cellules anucléées et aplaties, qui sont remplies de kératine (protéine insoluble dans l'eau qui confère à l'épiderme sa fonction de protection grâce à son imperméabilité).
Puis les cornéocytes perdent leur cohésion et se détachent un à un par un processus de desquamation. (39)

Normalement, la migration d'un kératinocyte à travers l'épiderme se fait en 3 semaines mais ce temps est raccourci dans les pathologies comme le psoriasis. (39)

C'est dans la couche basale que se trouvent les pigments de la peau : les mélanines qui colorent la peau et protègent les cellules des effets nocifs des UV.

Il existe deux types de mélanine : (42)

- les eumélanines, de couleur brun-noir, photoprotectrices car absorbant 90% des UVB. Elles sont présentes en grande quantité chez les sujets de phototypes foncés et permettent un bronzage protecteur
- les phaeomélanines, de couleur jaune-rouge, photosensibilisantes, sont présentes chez les sujets de phototypes clairs qui vont plutôt rougir que bronzer. De plus, sous l'action des ultraviolets, les phaeomélanines deviennent carcinogènes. (39)

Ces deux types de mélanine sont retrouvés en quantités différentes selon les individus, ce qui détermine les différents phototypes détaillés plus loin.

La synthèse des mélanines (ou mélanogénèse) se fait à partir d'un acide aminé, la tyrosine, en présence d'une enzyme, la *tyrosinase* et de l'*ion cuivre*, qui sont indispensables. Par hydroxylation, la tyrosine se transforme en DOPA (dihydroxyphénylalanine), puis la DOPA est oxydée en DOPAQUINONE, précurseur de la mélanine. (39, 43) (figure 9)

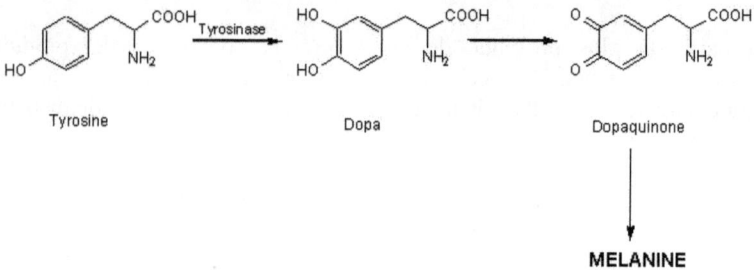

Figure 9 : Réaction chimique conduisant à la formation de mélanine à partir de tyrosine (43)

Les pigments mélaniques ainsi formés sont contenus dans les mélanosomes, organites intracellulaires des mélanocytes.
Les mélanocytes possèdent des prolongements dendritiques leur permettant d'entrer en contact avec plusieurs kératinocytes. Les mélanosomes sont transportés jusqu'à l'extrémité des dendrites où ils s'accumulent, puis sont transférés aux kératinocytes adjacentes où ils vont se disperser. (43) (figure 10)

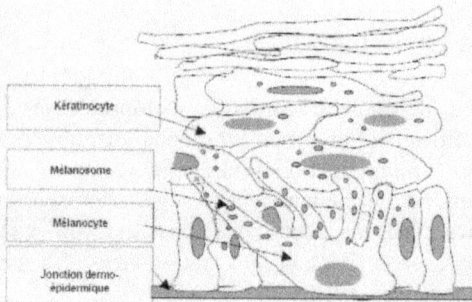

Figure 10 : Dispersion des mélanosomes dans les kératinocytes (42)

36

Plus les mélanosomes sont nombreux et « chargés en mélanines », plus la peau est foncée.

Après une exposition solaire, la pigmentation s'effectue en deux temps : (42, 44)

La pigmentation immédiate :
A court terme, les UVA et le rayonnement visible oxydent la mélanine préformée et sont responsables du phénomène de Meirowski, coloration gris-brun de la peau (c'est l'effet « bonne mine »), immédiate et éphémère : elle apparaît dans les minutes suivant une exposition solaire, atteint son maximum en moins d'une heure et disparaît progressivement en quelques heures.
Cette pigmentation ne protège pas contre l'érythème actinique (coup de soleil, lié aux UVB). (44)

La pigmentation retardée :
En revanche, le bronzage, plus tardif et durable, est dû aux UVB qui vont enclencher la mélanogénèse.
Cette pigmentation est dite retardée car elle débute après 72 heures d'exposition pour atteindre son maximum au bout de 3 semaines. (42)

Le bronzage constitue ainsi le mécanisme de protection le plus important puisque la mélanine synthétisée se comporte comme un filtre qui absorbe 90% des UV ayant franchi la couche cornée. (45)

Mais nous ne sommes pas tous égaux devant les dangers du soleil. En effet, la protection par le bronzage varie en fonction du phototype de chaque individu, déterminé génétiquement (quantité d'eumélanines et de phaeomélanines différentes).

Le phototype d'une personne permet de déterminer sa sensibilité au soleil et son aptitude à bronzer.
Il existe 7 phototypes déterminés en fonction de la carnation, de la couleur des cheveux, de la présence ou non de taches de rousseur (éphélides), de la capacité de l'individu à être victime de coups de soleil ou au contraire sa capacité à déclencher un bronzage. (46) (tableau 2)

Les phototypes humains					
Phototype	Cheveux	Couleur de peau	Taches de rousseur	Coups de soleil	Bronzage
0	Blanc	Albinos	0	Constants	0
I	Rouge	Laiteuse	Nombreuses	Constants	0
II	Blonds	Claire	Oui	Constants	hâle
III	Blonds-Châtains	Claire à mate	Peu	Fréquents	Clair à moyen
IV	Bruns	Mate	0	Rares	Foncé
V	Bruns	Brune	0	Exceptionnels	Très foncé
VI	Noirs	Noire	0	Absent	Noir

Tableau 2 : Les phototypes (modifié d'après 44)

Plus le phototype est faible, moins l'adaptation aux rayonnements solaires est importante et plus le sujet doit se protéger du soleil. (46)

Le bronzage artificiel :

Depuis quelques dizaines d'années, le bronzage connaît un important essor car il est considéré comme un atout esthétique et un signe de bonne santé.
Les installations de bronzage artificiel se sont développées depuis les années 70-80 et connaissent aujourd'hui un certain succès aussi bien chez les hommes que chez les femmes. (47)

Le bronzage est un mécanisme de défense contre les UVB. Or les cabines UV (photo 13) diffusent principalement des UVA qui n'entraînent qu'un bronzage superficiel et éphémère.
C'est pourquoi, depuis plusieurs années, les nouvelles installations produisent davantage d'UVB pour mieux imiter le spectre solaire et accélérer le bronzage. (48)

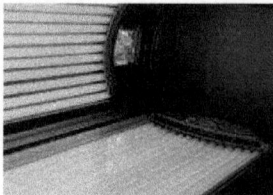

Photo 13 : Cabine de bronzage (47)

Le Centre international de recherche sur le cancer (CIRC ou IARC en anglais) montre que le risque de développer un mélanome : (47, 49)

- augmente de 75% quand l'utilisation d'appareils de bronzage artificiel débute avant l'âge de 35 ans, alors que l'interdiction de fréquenter des cabines de bronzage ne concerne que les mineurs (49)
- est augmenté de 15% pour les personnes ayant utilisé des UV artificiels au moins une fois dans leur vie (49)

Par ailleurs, les effets des expositions aux UV artificiels et naturels sont cumulatifs ; en effet, les UV artificiels reçus en cabine de bronzage s'ajoutent aux UV reçus du soleil.
Il ne faut pas dépasser la durée et la fréquence des séances affichées par le centre de bronzage en fonction du phototype de chacun.

En France, la vente et la mise à disposition du public d'appareils de bronzage utilisant des rayonnements ultraviolets sont réglementées par le décret n° 97-617 du 30 mai 1997 (50) afin de réduire les dommages qui pourraient être causés par ces derniers.

Ce décret prévoit :

- les conditions de vente et de mise à disposition du public des différents types d'appareil et leurs caractéristiques ;
- l'interdiction aux mineurs d'accéder à des installations de bronzage, ainsi que de l'accès en libre-service à ces installations quel que soit l'âge ;
- la présence d'un personnel qualifié dans les établissements mettant des appareils de bronzage à disposition du public ;
- l'information des utilisateurs sur les risques liés à une exposition aux rayonnements ultraviolets ;
- la déclaration des installations auprès de la préfecture du département ;
- un contrôle technique régulier des appareils par un organisme agréé.

La circulaire DGS/SD 7/DGCCRF n° 2002-486 du 16 septembre 2002 (51) relative au guide technique du contrôle des installations de bronzage, réalisé par les organismes agréés précise les conditions d'exécution du contrôle technique des installations.

Toutefois, ces dispositions réglementaires ne permettent pas d'éliminer le risque de cancer induit par cette pratique.

Afin d'obtenir un taux de vitamine D adéquat durant l'hiver, certaines personnes ont recours aux ultraviolets artificiels.

Le recours aux cabines UV comme source de vitamine D comporte plusieurs « avantages » : (52)

- les cabines sont aisément disponibles dans toutes les régions de France
- le mécanisme physiologique de production de vitamine D est le même que celui d'une exposition au soleil
- la production de vitamine D sous l'influence des UV est un phénomène autorégulé : il n'y a pas de risque de surdosage (53)
- la dose et la durée d'exposition sont connues et contrôlables et peuvent être adaptées en fonction du phototype

L'efficacité des cabines UV sur la production de vitamine D a été démontrée : (54)
Une étude effectuée en 2009 montre que la faible proportion d'UVB présente dans les cabines actuelles dites « UVA » est suffisante pour apporter à l'utilisateur des taux estivaux de vitamine D.

L'effet est plus marqué chez les personnes ayant les taux de vitamine les plus bas avant les séances.
Les taux reviennent aux taux initiaux en environ 4 semaines. (52)

3) Les utilisations thérapeutiques de la lumière visible, des UVA et des UVB

Tous les traitements utilisant la lumière visible, les UVA et les UVB se font sous contrôle médical.

a) La luminothérapie

La luminothérapie consiste à exposer le corps du patient à la lumière visible (400-800 nm) afin de traiter certaines pathologies.

* Traitement de l'ictère néonatal

L'ictère est une pigmentation jaune de la peau et des muqueuses par la bilirubine, pigment provenant de la dégradation de l'hémoglobine libérée lors de la destruction des globules rouges.
La bilirubine produite est dite libre (ou non-conjuguée) ; elle est insoluble dans l'eau.
Elle est prise en charge par l'albumine (protéine de transport) et transportée dans le foie où elle sera glucuronoconjuguée par une enzyme (la glucuronyltransférase), ce qui consiste en l'addition de composés hydrophiles (acide glucuronique) à la bilirubine libre, hydrophobe, pour permettre sa solubilisation et ainsi son élimination dans les urines. (figure 11) (55, 56)
La bilirubine ainsi obtenue est dite conjuguée, elle est soluble dans l'eau. Elle peut donc être filtrée par le rein donnant ainsi une couleur jaune aux urines. Toutefois, une partie de la bilirubine conjuguée est secrété dans la bile pour ensuite être dégradée par des enzymes bactériennes du tube digestif et obtenir la stercobiline, pigment brun donnant leur couleur aux matières fécales. (55)

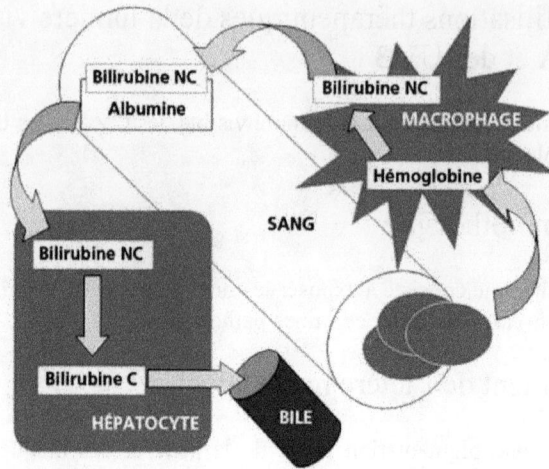

Figure 11 : Représentation schématique du métabolisme de la bilirubine (56)

Ces deux types de bilirubine vont déterminer deux grands types d'ictères : à bilirubine conjuguée ou à bilirubine libre, avec pour chacun des causes bien spécifiques. (57)

* Dans les ictères à bilirubine libre ou non conjuguée. Les causes sont liées à une augmentation des produits de dégradation des globules rouges : maladies hémolytiques qui détruisent un nombre trop important de ces globules rouges, ou déficit hépatique en enzyme (glucuronyltransférase) nécessaire à la transformation de la bilirubine libre en bilirubine conjuguée, ou tout autre facteur susceptible d'augmenter le taux de bilirubine libre dans le sang.
  Dans ces formes d'ictères, les urines restent claires et cette particularité peut orienter le diagnostic. (57)

* Dans les ictères à bilirubine conjuguée, il s'agit souvent du résultat d'une hépatite infectieuse ou virale. Parfois, ils sont dus à un obstacle à l'élimination de la bile. Le résultat associe une hépatomégalie (augmentation de volume du foie) à des selles décolorées, blanches et des urines foncées. (57)
  Ce type d'ictère est plus rare que l'ictère à bilirubine libre.

Il existe différents types d'ictères à bilirubine libre : (58, 59)

o L'ictère physiologique (59)

Pendant la vie intra-utérine, la bilirubine produite par le fœtus est conjuguée et épurée par le foie de la mère.

A la naissance, quelques jours sont nécessaires pour que les mécanismes d'épuration du nouveau-né parviennent à compenser la production du pigment (immaturité des cellules du foie et taux bas d'albumine dans le sang).

Pendant ces quelques jours, il y a une accumulation de la bilirubine entraînant un ictère. (60)

Celui-ci est perceptible lorsque le taux de bilirubine total est supérieur à 70µmol/L. (59)

C'est donc un ictère physiologique qui apparaît au-delà des 24 premières heures de vie et disparaît en moins de 10 jours (on peut vérifier qu'il s'élimine à la couleur jaune des urines).

Cependant, il faut surveiller la concentration sanguine en bilirubine car un taux excessif peut être à l'origine de lésions cérébrales irréversibles (encéphalopathie bilirubinique), qu'on appelle l'ictère nucléaire. (61)

Pour mesurer le taux de bilirubine, on utilise un bilirubinomètre, simple lecteur électronique que l'on pose sur la peau du nouveau-né.

Si la valeur est élevée, on contrôle le taux par une prise de sang. (60, 61)

o L'ictère au lait maternel (59)

L'ictère au lait maternel est dû à la présence dans le lait maternel d'une substance d'identification encore incertaine qui empêche la conjugaison de la bilirubine.

Il apparaît le 5ème ou le 6ème jour après la naissance.

Lorsque l'allaitement est suspendu, l'ictère diminue d'intensité et disparait en 2 ou 3 jours. Mais cet ictère est bénin, il n'empêche pas l'allaitement : il suffit de chauffer le lait à 60°C.

o L'ictère par incompatibilité de groupes sanguins (59)

L'ictère hémolytique du nouveau-né est un ictère précoce, survenant dans les 24 premières heures de vie. Il devient rapidement intense et s'accompagne le plus souvent d'une hémolyse (destruction des globules rouges avec anémie) ainsi que d'une hépatomégalie (augmentation du volume du foie) et d'une splénomégalie (augmentation du volume de la rate) traduisant la fabrication accélérée de globules rouges. Il est dû à l'incompatibilité Rhésus entre la mère et l'enfant. Il est devenu plus rare depuis que l'on prévient cette incompatibilité par l'injection de gammaglobulines anti-Rhésus (anti-D) chez les femmes Rhésus négatif qui viennent d'accoucher d'un premier enfant Rhésus positif.

Traitement de l'ictère à bilirubine libre par photothérapie : (61)

Selon l'intensité de l'ictère, le pédiatre de la maternité décidera s'il faut que le bébé soit traité par photothérapie.
Le bébé est exposé nu dans un berceau spécial, les yeux protégés par un masque, à des tubes à fluorescence compacte. Ceux-ci émettent une lumière bleue (445 à 500 nm) ou blanche (400 à 800 nm) qui décompose la bilirubine libre en métabolites hydrosolubles. Le pigment jaune de l'ictère sera ensuite éliminé plus rapidement par le foie et les reins.
Dans la plupart des cas, cette photothérapie est réalisée par cures de trois ou quatre heures. (61)
Lors de ces séances, les apports hydriques sont augmentés et le bébé est sous monitoring cardio-tensionnel. (61)

La photothérapie n'est utilisée qu'en cas de besoin (en général, pendant deux à trois jours, puis le foie du bébé prend le relai). Dans les cas graves, devenus rares, le traitement consistera à « remplacer» le sang du nouveau-né, dès sa naissance : c'est l'exsanguino-transfusion. (61, 62)

* Traitement de la dépression saisonnière (63)

Le soleil peut être bénéfique pour notre moral mais contrairement aux idées reçues, ce n'est pas l'exposition de la peau aux ultraviolets qui en est responsable. C'est la lumière visible reçue par nos yeux qui permet dans certains cas de lutter contre la dépression saisonnière. (63)
En effet, la lumière visible émise par le soleil (ou par des lampes spécifiques utilisées dans les séances de luminothérapie) joue un rôle dans la production d'une hormone, la mélatonine, qui intervient sur notre rythme biologique et notre moral. (63)

La mélatonine est une hormone sécrétée dans le cerveau par la glande pinéale en fonction de la perception de la lumière captée par la rétine. Elle joue un rôle crucial dans le cycle veille-sommeil. En temps normal, elle est libérée dès la tombée de la nuit pour faciliter l'endormissement. La sécrétion atteint un pic entre 2 et 4 heures du matin puis diminue durant la seconde moitié de la nuit, pour préparer le réveil. (64)

La déprime saisonnière, hivernale, touche essentiellement les femmes d'âge moyen, et se reproduit d'une année sur l'autre. Elle se différencie des autres dépressions par le comportement alimentaire (augmentation de l'appétit avec prise de poids et préférence pour les sucres) et diurne (hypersomnie). (63) (tableau 3)

	Dépression saisonnière	Dépression
Qui ?	Femmes d'âge moyen	Tout le monde
Symptômes	Fatigue, manque d'energie, tristesse permanente, perte d'intérêt pour quoi que ce soit, irritabilité	
	Hypersomnie, augmentation de l'appetit avec prise de poids, apathie, indifference	Troubles du sommeil, perte de poids, perte d'appétit, anxiete, agitation
Diagnostic differentiel	– Saisonnière (automne surtout) – Récurrence au moins 2 ans de suite	Non saisonniere
Efficacite de la phototherapie	Oui	Non

Tableau 3 : Différentiel dépression saisonnière/dépression (63)

Le niveau de luminosité diffusé par le soleil passe de 50 000 lux l'été à 500 lux en hiver.
Pour conserver notre équilibre interne, cette intensité doit dépasser 2 000 lux au niveau des yeux. (63)

En dessous de ce seuil, la glande pinéale secrète de la mélatonine en quantité importante qui peut produire les perturbations suivantes : (65)
* endormissement et apathie
* insomnie et sommeil superficiel
* déséquilibre hormonal, impuissance
* déprime, diminution d'activité

Le traitement par la luminothérapie consiste à placer les patients devant un écran émettant des rayonnements visibles identiques à ceux produits par le soleil (400 à 800 nm). La lumière bleue (445-500 nm) semble être la plus efficace.
Une séance dure 1h30 et la luminosité doit être comprise entre 2500 et 10000 lux. (63)

45

De nombreuses études ont été réalisées sur la luminothérapie comme traitement de la déprime saisonnière hivernale.

Dans l'une d'entre elles, 50 adultes atteints de dépression saisonnière ont été suivis pendant deux saisons hivernales consécutives. Les sujets ont été divisés au hasard en 2 groupes : luminothérapie (5 séances par semaine, durant 2 semaines) et témoin.

54 % des sujets du groupe luminothérapie ont montré des améliorations de plus de 50 % de leurs symptômes. Aucun sujet du groupe témoin n'a connu une telle amélioration. De plus, les améliorations étaient encore observables 1 mois après la fin des traitements. (66)

Un autre essai clinique (67) a évalué les effets de la luminothérapie auprès de personnes souffrant de dépression majeure.

Les 102 patients ont été traités pendant 5 semaines soit avec de la lumière blanche (10 000 lux, 1h par jour) soit avec de la lumière rouge tamisée (50 lux, 30 min par jour). Tous les sujets étaient également traités par un antidépresseur (Sertraline 50mg/jour).

Les résultats indiquent que la luminothérapie à 10 000 lux diminue de façon significative les symptômes de la dépression et améliore le bien-être général. Les auteurs ont conclu que la luminothérapie pourrait être une intervention thérapeutique efficace pour diminuer les symptômes de dépression et pourrait être utilisée comme adjuvant à la thérapie pharmacologique. (67)

La luminothérapie peut se dérouler à l'hôpital ou à domicile (avec avis du médecin traitant). Il est recommandé de commencer le traitement en automne et de le poursuivre jusqu'au printemps. Le temps de la séance dépendra entièrement de l'intensité de la lampe utilisée (la durée d'exposition est inversement proportionnelle à la puissance de la lampe). Si pour une lampe de luminothérapie de 10 000 lux on compte une exposition d'une demi-heure, il faudra en revanche prévoir 2 heures avec une lampe de 2 500 lux. (68)

* Autres pathologies

Selon plusieurs études, la luminothérapie pourrait être efficace pour modifier les rythmes biologiques internes et pourrait donc aider à réduire le décalage horaire du transport aérien et améliorer le sommeil des travailleurs de nuit (69). En jouant un rôle dans la régulation des rythmes circadiens, la luminothérapie pourrait aider à faciliter le sommeil. Les résultats de quelques essais cliniques ont démontré que, comparativement à un placebo, des séances de luminothérapie étaient efficaces pour améliorer différents problèmes de sommeil comme l'éveil matinal précoce, l'insomnie et le syndrome du sommeil en délai de phase (tendance à ne s'endormir que très tard la nuit). (70), (71)

Les effets indésirables de la luminothérapie : (68), (72)

La luminothérapie est susceptible d'engendrer un certain nombre d'effets secondaires :

- Digestifs : ballonnement abdominal et diarrhées
- Oculaires : déshydratation de la cornée, conjonctivites, irritation oculaire
- Divers : déshydratation, maux de tête

Dans ce cas, il faut essayer de s'éloigner de l'appareil afin que l'intensité parvenant aux yeux soit un peu moins importante, ce qui règle généralement le problème. (63)

Les contre-indications de la luminothérapie : (68)

Il faudra absolument éviter de pratiquer de la luminothérapie en cas de :

- traitement photosensibilisant (lithium et tétracyclines notamment), car il y a des risques importants de problèmes cutanés graves
- maladies psychiatriques :
  o bipolarité (autrefois nommée psychose maniaco-dépressive), car le risque de déclencher un état maniaque est élevé,
  o autisme,
  o paranoïa,
  o hystérie,
  o TOC (troubles obsessionnels compulsifs),
  o schizophrénie ;
- maladies ophtalmiques :
  o DMLA (dégénérescence maculaire liée à l'âge),
  o cataracte,
  o conjonctivite,
  o glaucome,
  o herpès,
  o lésions rétiniennes,
  o orgelet,
  o rétinopathie,
  o uvéite.

Avant tout traitement par luminothérapie il faut toujours effectuer un bilan ophtalmologique. Certaines pathologies oculaires (rétinite pigmentaire, cataracte…) contre- indiquent cette thérapeutique. (63)

b) La photothérapie UVA/UVB

Les dermatologues ont régulièrement recours à la photothérapie UVA/UVB pour traiter certaines affections, elle consiste à exposer le corps du patient à des radiations UVA et/ou UVB afin de traiter certaines pathologies.

Le principe est de reproduire de façon artificielle le rayonnement solaire. Ceci est réalisé avec des tubes fluorescents émettant soit des UVA, soit des UVB. Les progrès réalisés au fil du temps ont permis de sélectionner les rayonnements les plus efficaces et les moins délétères pour la peau. Il existe ainsi aujourd'hui des tubes fluorescents qui émettent dans l'UVA et des tubes qui émettent une bande étroite dans l'UVB.

Les expositions aux UV entraînent : (63, 44, 73)
- une diminution du nombre de cellules de Langerhans (cellules du système immunitaire chargées de reconnaitre les corps étrangers) et de leur fonction en favorisant leur migration ou leur apoptose
- une modification de la présentation des antigènes aux lymphocytes T
- une sécrétion de substances responsables de la photo-immunosuppression (prostaglandines, histamine, neuropeptides, interleukines, …)
- l'isomérisation de l'acide trans-urocanique en acide cis-urocanique qui a des propriétés immunosuppressives (74)
- une diminution des réactions d'hypersensibilité locale et systémique

Ceci va entrainer un état d'immunosuppression qui va avoir deux conséquences :
- à court terme : traitement de certaines dermatoses inflammatoires (que nous allons décrire ci-dessous)
- à long terme : un effet cancérigène (voir paragraphe sur les cancers cutanés).

* La dermatite atopique (75, 76)

La dermatite atopique (ou eczéma atopique) est une maladie multifactorielle où interviennent des facteurs génétiques et environnementaux.
C'est la plus fréquente des maladies chroniques de la petite enfance (10% des nourrissons).

Les lésions, simples rougeurs pouvant évoluer jusqu'à de petites vésicules sont très prurigineuses. (photos 14 et 15)

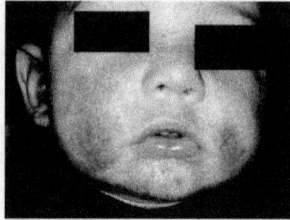

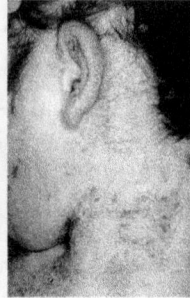

Photos 14 et 15 : Dermatite atopique du nourrisson et de l'enfant (77)

La dermatite atopique est améliorée au soleil. Les bains de mer, les jeux sur le sable sont donc permis aux enfants souffrant de cette pathologie à condition qu'ils se rincent systématiquement à l'eau douce après, car l'eau de mer et le sable sont irritants.

Il existe différents traitements (soins quotidiens émollients, corticothérapie locale, antibiotiques locaux, antihistaminiques), mais dans les cas de dermatite atopique résistante, la photothérapie UVA et/ou UVB est la première mesure à mettre en place. (76)

Plusieurs modalités sont proposées ; la plus efficace et la plus sûre étant la photothérapie UVA + UVB qui reproduit en quelque sorte l'héliothérapie naturelle. Il convient donc de la préférer à la photothérapie UVA ou UVB seule ou avec psoralènes (PUVAthérapie). (77)

L'héliothérapie est définie comme étant le traitement de certaines pathologies par exposition solaire : en effet les personnes atteintes de dermatite atopique (ou de psoriasis) constatent une amélioration des symptômes l'été après exposition solaire.

Les stations thermales (Avène, Uriage, La Roche-Posay, …) proposent des cures d'héliothérapie naturelle pour les patients souffrant de dermatite atopique ou de psoriasis. (75)

A noter que certaines personnes souffrant de dermatites atopiques ou de psoriasis subissent des exacerbations lors d'expositions solaires. Ces formes photo-aggravées ne sont pas, à ce jour, expliquées de façon certaine. Différents hypothèses sont avancées [rôle déterminant du phototype (teint clair ayant une tendance aux coups de soleil, photosensibilité aux UVB, photosensibilisation aux phénothiazines (prises répétées d'antihistaminiques dérivés des phénothiazines)], mais d'autres études n'ont pas confirmés ces hypothèses. (76)

* Le vitiligo (78, 79)

Le vitiligo résulte de la disparition progressive des mélanocytes (cellules responsables de la synthèse de mélanine). Le mécanisme de dépigmentation est mal connu et plusieurs hypothèses existent. L'une d'elle fait intervenir l'auto-immunité ; en effet, on retrouve différentes pathologies auto-immunes chez un certain nombre de sujets atteint de vitiligo. Cette maladie n'est ni infectieuse, ni contagieuse et n'est pas douloureuse, si ce n'est par la douleur morale et les répercussions psychologiques se rapportant à son aspect esthétique. (78) (photo 16)

Le vitiligo apparaît le plus souvent entre 10 et 20 ans et touche 1% de la population européenne. Il se manifeste par l'apparition de zones de peau dépigmentée plus ou moins importantes (principalement localisées sur le visage, les pieds, les mains, les articulations et les parties génitales). (78)

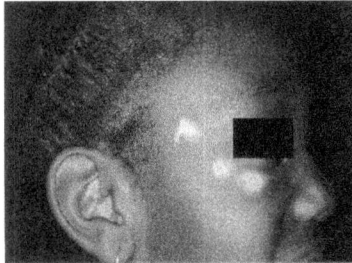

Photo 16 : Vitiligo (77)

La photosensibilité des zones dépigmentées est importante au début de l'été, et s'atténue avec la répétition des expositions. (79)

Différentes méthodes de traitement existent dont le principal résultat attendu est la recoloration des plaques de dépigmentation soit en stimulant la prolifération des mélanocytes encore en place (photothérapie, traitements locaux) soit en apportant des mélanocytes prélevés sur une zone saine (greffe mélanocytaire). (80)

Afin de repigmenter la peau, on peut tenter de stimuler la prolifération des mélanocytes encore présents. Pour cela plusieurs techniques sont possibles : (80)

- La photothérapie UVB : c'est le traitement de première intention des vitiligos généralisés.
  Les résultats sont variables, la recoloration est souvent partielle et transitoire

- La PUVAthérapie orale : elle est moins utilisée en raison de ses nombreux effets secondaires (voir paragraphe concernant la PUVAthérapie)
- La PUVAthérapie locale (également détaillée dans le paragraphe concernant la PUVAthérapie)
- Les dermocorticoïdes et les immunosuppresseurs : en application locale, ils sont indiqués essentiellement dans les vitiligos peu étendus. Ils agissent en diminuant l'activité du système immunitaire, ce qui a pour effet d'enrayer la disparition des mélanocytes. Ils doivent être appliqués une fois par jour pendant plusieurs mois.
- Les autogreffes : les mélanocytes du sujet lui-même sont prélevés de zones normalement pigmentées et greffées au niveau des zones dépigmentées. Elles ne peuvent être réalisées que dans les cas de vitiligo peu étendu, stable, non évolutif et après échec des autres traitements.

c) La PUVAthérapie (63, 81)

La PUVAthérapie consiste à irradier le corps par des rayons UVA, après avoir pris un médicament photosensibilisant de la famille des psoralènes (par voie orale ou applications locales).

L'apport exogène de psoralènes crée dans la peau un état de photosensibilisation.
Deux grands types de réactions photochimiques sont déclenchés par l'activation photonique des psoralènes : les photo-additions à des molécules biologiques et les réactions photodynamiques. (81)

• Photo-additions : les psoralènes sont capables d'interagir avec l'ADN avec lequel ils forment des complexes en s'intercalant entre deux paires de bases de la double hélice.
L'absorption de photons UVA confère une forte réactivité aux doubles liaisons du psoralène, qui peuvent alors réagir avec la double liaison 5-6 d'une base pyrimidique de l'ADN pour former un cycle cyclobutane et conduire à un produit d'addition du psoralène sur l'ADN que l'on appelle mono-adduit.

Celui-ci peut absorber un deuxième photon UVA et, si une base pyrimidique est convenablement placée sur le brin opposé d'ADN, peut donner une nouvelle photo-addition sur ce brin d'ADN opposé au premier, d'où la formation d'un bi-adduit qui ponte les deux brins d'ADN.

La formation des photo-adduits avec l'ADN inhibe la synthèse d'ADN.

• Réactions photodynamiques : elles génèrent dans les cellules qui ont accumulé le psoralène et qui sont soumises à une exposition UVA la production d'espèces réactives d'oxygène qui endommagent l'ADN, les membranes cellulaires et les protéines.
Elles pourraient aussi se produire au niveau même des psoralènes intercalés dans l'ADN entraînant la formation d'espèces réactives d'oxygène à l'origine de lésions de l'ADN.

Ces deux types de réactions de photosensibilisation induites simultanément dans les cellules cutanées par l'activation du psoralène par les UVA sont à l'origine des effets biologiques de la PUVAthérapie. (81)

Les psoralènes sont des produits entraînant une photosensibilisation maximale après 2 à 4 heures d'exposition et qui disparaît en 6 à 12 heures. Utilisés seuls, les psoralènes n'ont aucune activité thérapeutique. (81)

Le psoralène le plus utilisé est le 8-méthoxypsoralène (8-MOP) (Méladinine® comprimé à 10 mg, remboursé par la Sécurité sociale), à la posologie de 0,6 mg/kg 2 heures avant la séance. Pour pallier aux aléas des variations individuelles d'absorption, la dose de 8-MOP peut être augmentée de ½ à 1 comprimé en cas d'absence d'érythème minime ou au contraire diminuer d'autant en cas de réactions phototoxiques trop intenses lors des premières séances.

Il existe d'autres psoralènes mais ils ne sont pas utilisés en France (le 5-MOP : Psoraderm® et le triméthylpsoralène : Trisoralène®).

La PUVAthérapie locale :
Elle consiste en l'application au pinceau sur les lésions de solutions de psoralène (Méladinine® solution) suivie d'une irradiation.
Ce traitement est réservé aux lésions localisées et limitées, à cause du risque très important de réactions phototoxiques locales très sévères, avec brûlure et pigmentation résiduelle tenace.

Les séances sont réalisées sous contrôle médical.

Avant la séance
Dès la prise du psoralène, le patient doit se protéger du soleil par des vêtements couvrants et des lunettes de soleil.

Pendant la séance
Pour les dermatoses étendues, quel que soit le type de photothérapie (UVA, UVB, PUVAthérapie), les séances d'exposition aux UV s'effectuent en cabine sur corps nu, avec juste une protection oculaire ainsi qu'une protection des parties génitales pour l'homme en raison du risque accru de cancer du scrotum. En cas de dermatoses localisées, par exemple aux mains ou aux pieds, l'exposition aux UV est limitée à la zone malade grâce à de petits modules adaptés à la surface cutanée à traiter. (82)

Après la séance
Les zones traitées doivent être rigoureusement rincées (en cas d'application locale) , et protégées contre toute surexposition aux rayons du soleil par le port de vêtements, gants, foulard, etc…, et pour les parties découvertes qui ne peuvent être protégées, par l'application d'une crème écran total et cela pendant au moins 24 heures après chaque séance. (81)

Les séances de puvathérapie peuvent entraîner une sécheresse de la peau : il faut conseiller un pain surgras pour la toilette et une émulsion corporelle hydratante le soir. (63)

La puvathérapie est recommandée pour traiter les pathologies suivantes :

* Le psoriasis (77)

Le psoriasis est une dermatose chronique idiopathique caractérisée par une augmentation bénigne de la prolifération épidermique. Cette pathologie touche, à des degrés divers, environ 2% de la population mondiale.

De nombreuses recherches ont été menées sur le psoriasis. On sait que des facteurs immunologiques interviennent, constituant une cible thérapeutique. Cependant, la cause et le mécanisme précis de cette maladie restent toujours inconnus.

Le psoriasis est caractérisé par l'accélération du renouvellement épidermique qui induit une inflammation localisée, un épaississement de l'épiderme et une desquamation importante.
Les lésions, de taille variable, réalisent le plus souvent des plaques rouges squameuses qui peuvent être localisées ou généralisées à tout le tégument. Leurs localisations les plus caractéristiques sont les coudes, les genoux, le cuir chevelu, la région lombaire et les ongles. Mais les plis et les muqueuses peuvent également être touchés.

Le psoriasis n'est normalement pas prurigineux, mais environ un tiers des patients se plaignent de démangeaisons.

Selon la taille des plaques, on distingue les psoriasis en plaques (photo 17), en gouttes, annulaires ou généralisés. (77)

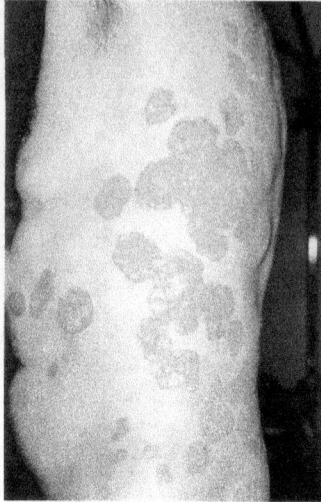

Photo 17 : Psoriasis en plaque, étendu (77)

En cas de psoriasis en plaques étendu (plus de 10% de la surface corporelle atteinte), le traitement de choix est la PUVAthérapie. Elle est efficace dans environ 80% des psoriasis. (77)

Le « blanchiment » est obtenu en 20 à 30 séances trihebdomadaires. Un traitement d'entretien peut être proposé.

Le psoriasis peut également être traité grâce à la photothérapie UVB, par cures thermales et par traitements médicamenteux locaux (dermocorticoïdes, dérivés vitaminiques, rétinoïdes).

La photothérapie UVB est pratiquement aussi efficace que la PUVAthérapie. Elle présente l'avantage de ne pas nécessiter de prise de psoralènes. (77)

En cas de psoriasis grave (atteignant plus de 10% de la surface corporelle, localisation gênante, retentissement sur la qualité de vie, résistant aux autres traitements), on peut avoir recours à :

- des rétinoïdes par voie orale : acitrétine (Soriatane®) à la dose de 0.3 à 1 mg/kg/jour) (voir annexe 1 pour ses règles de prescription)

- des antimétaboliques et immunosuppresseurs : méthotrexate en comprimé ou en solution injectable (prise hebdomadaire de 15 à 50mg), cyclosporine (Néoral®), biothérapies en cas de psoriasis en plaques sévère (infliximab (Remicade®), étanercept (Enbrel®) et efalizumab (Raptiva®).

* La dermatite atopique

Comme nous l'avons vu précédemment (page 41), la dermatite atopique peut également être traitée par photothérapie UVA/UVB.

* Autres pathologies

La puvathérapie peut également être utilisée pour traiter d'autres pathologies cutanées telles que le vitiligo, la lucite estivale bénigne, la pelade et le lichen plan. (77)

Le traitement par photothérapie ou PUVAthérapie n'est pas anodin, il faut tenir compte des contre-indications et prévenir les patients des effets indésirables :

Effets secondaires de la photothérapie UVA/UVB et de la PUVAthérapie :
(81)

- Troubles digestifs (nausées quasi-constantes lors de PUVAthérapie)
- Xérose cutanée, prurit
- Douleurs cutanées profondes (essentiellement lors de PUVAthérapie)
- Erythème actinique
- Réactions allergiques, conjonctivites et kératoconjonctivites (port de lunettes)
- Epaississement de la couche cornée d'où une augmentation progressive des doses
- Hypertrichose fréquente lors de PUVAthérapie
- A long terme : cataracte, vieillissement cutané précoce, carcinogenèse cutanée (si grand nombre de séances)

Contre-indications de la photothérapie UVA/UVB et de la PUVAthérapie :
Tableau 4 (83)

Contre-indications absolues	Syndrome des hamartomes basocellulaires Syndrome des nævi dysplasiques héréditaires Antécédent personnel de mélanome Lupus érythémateux systémique Dermatomyosite Maladies avec troubles de la réparation de l'ADN (XP, tricho-thiodystrophie, syndrome de Bloom, syndrome de Cockayne)
Contre-indications relatives majeures	Âge inférieur à 10 ans Grossesse, allaitement Antécédents de carcinome cutané Exposition antérieure aux radiations ionisantes ou à l'arsenic Présence de kératoses actiniques Traitement immunosuppresseur concomitant Porphyries
Contre-indications relatives mineures	Âge inférieur à 16 ans Cataracte Pemphigoïde, pemphigus Traitement antérieur ou concomitant par le méthotrexate ou la ciclosporine Altérations hépatiques biologiques Insuffisance rénale Photosensibilité cutanée, liée ou non à des médicaments photosensibilisants (cf. « Effets secondaires ») Sujet de phototype I (roux)

Tableau 4 : Contre-indications à la photothérapie UVA/UVB
et à la PUVAthérapie (83)

d) La Re-PUVAthérapie (84)

Il s'agit de l'association de PUVAthérapie à un rétinoïde par voie orale :
l'acitrétine (Soriatane®).
Plusieurs schémas thérapeutiques ont été proposés ; le plus utilisé est le
suivant :
l'acitrétine est administrée à la dose de 35 mg/j, 15 jours avant la
PUVAthérapie, puis 25mg/j pendant la phase d'attaque (3 séances par
semaines pendant 6 semaines), et enfin, 20 mg/j pendant la phase
d'entretien. (84)

Le traitement par acitrétine comporte un certain nombre d'effets
indésirables (sécheresse de la peau et des muqueuses) et surtout un effet
tératogène qui oblige à encadrer sa prescription chez la femme en âge de
procréer. (voir Annexe 1)

L'amincissement épidermique induit par le rétinoïde accroît le degré de pénétration des ultraviolets, ce qui permet de diminuer les doses d'UVA et d'obtenir une amélioration plus rapide. (84)
La dose totale d'UVA peut être réduite de moitié, d'où l'intérêt de cette technique en ce qui concerne le risque carcinogène à long terme.

C'est le traitement de choix du psoriasis récalcitrant.
L'efficacité de l'association acitrétine-PUVAthérapie a été démontrée par plusieurs études. (85), (86)

Précisons que pour toutes les pathologies citées précédemment, il existe des traitements médicamenteux (essentiellement en application locale). Le choix du traitement revient au médecin en fonction de la pathologie et de son évolution.

PARTIE III

LES EFFETS NEFASTES DU RAYONNEMENT SOLAIRE

1) Effets à court terme

a) Erythème actinique ou coup de soleil

C'est une brûlure superficielle de la peau due à une surexposition au rayonnement solaire. (photo 18)

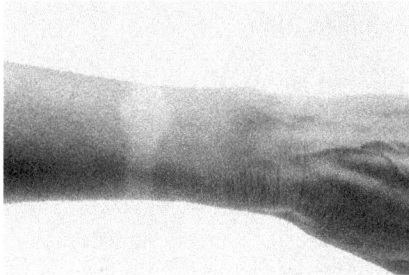

Photo 18 : coup de soleil (87)

Le coup de soleil résulte de l'action des UVB mais aussi des UVA. Il faut 1 000 fois plus d'UVA pour induire un coup de soleil, mais ceux-ci sont beaucoup plus nombreux que les UVB (95% des UV reçus sur Terre sont des UVA). (63)

On distingue 4 stades d'intensité croissante : (88)

- 1er degré : érythème rose pâle, apparaissant entre la 6ème et la 24ème heure qui suit l'exposition solaire et disparaissant en 48h sans pigmentation ni desquamation.
- 2ème degré : érythème rouge, légèrement douloureux, survenant entre la 2ème et la 12ème heure suivant l'exposition et disparaissant en 72h avec une légère desquamation. Il laisse une pigmentation transitoire.
- 3ème degré : érythème cyanique, douloureux et œdémateux, apparaissant entre la 2ème et la 6ème heure suivant l'exposition. Il laisse une pigmentation durable et une desquamation importante.
- 4ème degré : correspond à une brûlure du second degré avec phlyctènes. Des signes généraux peuvent accompagner cet érythème si la surface concernée est importante. La desquamation qui en résulte est importante et peut laisser une surface rouge non pigmentée.

Les effets néfastes engendrés par les rayons UV sont plus ou moins importants selon l'intensité et la durée d'exposition, mais aussi selon le phototype.

En effet, nous avons vu précédemment (paragraphe sur le bronzage) que l'aptitude à bronzer est fonction de chaque phototype ; il en est de même pour les effets néfastes du rayonnement solaire.
Plus le phototype est faible, plus la personne est sensible aux effets du soleil et plus elle devra se protéger. (89)

L'indice de protection : (89, 90, 91, 92)

L'indice de protection (IP) d'une crème solaire indique le pouvoir protecteur du produit contre les coups de soleil induits par les UVB.
L'IP est parfois noté FPS (facteur de protection solaire) ou encore SPF (sunburn protection factor) et il a la même signification dans tous les pays.
Il est déterminé par des tests standardisés lors desquels on applique une dose de produit solaire de 2 mg par cm^2 sur une partie du dos de volontaires qui sont ensuite soumis à des doses croissantes d'UVB.
Puis, on compare les réactions de la peau avec et sans protection solaire. La dose la plus faible qui produit un érythème léger à bords nets 16 à 24 heures après l'exposition est appelée dose érythémale minimale (DEM). (90, 92)

C'est la DME qui va donc définir la susceptibilité du sujet au coup de soleil et elle est 60 fois plus élevée chez un individu à peau noire que chez un individu à peau blanche. (89)

L'indice de protection (FPS) correspond au rapport entre la DEM déterminée sur une zone de peau recouverte de crème solaire et la DEM obtenue sur une zone non protégée.

FPS = DME peau protégée / DME peau non protégée (92)

L'indice de protection est aussi le rapport entre le temps nécessaire pour obtenir un coup de soleil avec et sans la crème solaire.
Un indice de protection de 15 signifie qu'il faudra 15 fois plus de temps pour prendre un coup de soleil avec cette crème que sans protection.
Par exemple, si une personne prend un coup de soleil au bout de 10 minutes sans crème solaire, lorsqu'elle applique une crème solaire d'IP 15, elle mettra 10x15 = 150 minutes pour prendre le même coup de soleil. (90)

Donc plus l'indice est élevé, meilleure est la protection.

Il faut également savoir que la protection contre les UV n'est pas proportionnelle à la valeur de l'IP : (90)
Un IP 2 arrête 50 % des UV
Un IP 15 arrête 93 % des UV (il laisse passer 1/15 soit 7 % des UV)
Un IP 20 arrête 95 % des UV
Un IP 30 arrête 97 % des UV
Un IP 50 arrête 98 % des UV

Le niveau de protection des produits de protection solaire est donc classé selon le FPS. (tableau 5)
Pour une présentation plus claire pour l'utilisateur, une limitation des FPS pour chaque catégorie est encouragée (maximum trois par catégorie, sauf pour la dernière catégorie où doit apparaître 50+ pour des indices à partir de 60). (91)

FPS revendiqué	Catégorie	FPS affichée
De 6 à 14	Protection faible	6-8 ou 10
De 15 à 29	Protection moyenne	15-20 ou 25
De 30 à 59	Protection haute	30-40 ou 50
≥ 60	Protection très haute	50+

Tableau 5: Les différents FPS (63)

On considère que les produits d'indice inférieur à 6 ne constituent pas des produits ayant pour objet la protection solaire. A contrario, il convient de limiter les indices supérieurs à 60, compte tenu qu'en l'état actuel des méthodes de détermination et des données scientifiques, ils n'offrent pas de garantie supérieure en terme de protection par rapport à des produits d'indice calculé à 60. (91)
De plus, le terme « écran total » est interdit pour les crèmes solaires, car aucune crème solaire, même à haut indice de protection, ne peut bloquer 100 % des UV. (89)

L'indice de protection ne fournit aucune information sur la protection contre les UVA. En effet, ces derniers ne causent des coups de soleil que pour des doses très fortes. Il n'existe pas d'indice de protection contre les UVA qui soit officiellement reconnu. (90)

b) Hyperthermie ou coup de chaleur (93, 94, 95, 96)

Le coup de chaleur est défini comme une augmentation de la température corporelle (hyperthermie majeure et brutale, supérieure à 40°C) associée à une altération de la conscience suite à une exposition à une température extérieure élevée (les mécanismes de thermorégulation sont dépassés). (93)

L'exposition au soleil entraîne instantanément une sensation de chaleur. Cet effet est dû aux IR. Ceux-ci entraînent une vasodilatation dermique qui se traduit par une rougeur de la peau et une sudation.
D'où l'intérêt de bien s'hydrater lors de toute exposition solaire, en particulier chez les nourrissons et les personnes âgées.

On peut distinguer trois paliers :
- Signes d'alerte : asthénie physique ou psychique, céphalées, nausées, irritabilité, soif, frissons, chair de poule, rougeur de la peau, troubles de la vision
- Signes d'une hyperthermie : hypersudation, agitation, malaise avec ou sans perte de connaissance, pâleur, déshydratation (soif, tachycardie), bourdonnement dans les oreilles
- Signes de gravité : hyperthermie maligne (supérieure à 41°C), hallucination, délire, peau sèche et brûlante (absence paradoxale de sudation), coma. (96)

Les premiers signes de l'hyperthermie sont les signes d'alertes qui, comme leur nom l'indique, doivent prévenir la personne qu'elle s'expose depuis trop longtemps avec une protection solaire insuffisante et qu'elle se déshydrate.
Si la personne ignore ces signes, l'hyperthermie s'installe et enfin les signes de gravité peuvent apparaitre.

Le traitement du coup de chaleur doit être le plus rapide possible. Il repose sur le refroidissement de la victime et la réhydratation.

c) Hyperkératinisation (44)

Lors d'un renouvellement normal de l'épiderme, les kératinocytes qui le constituent migrent depuis la couche basale (la plus interne) vers la couche cornée (à la surface de la peau). Ils sont ensuite éliminés par desquamation.

Il existe un équilibre entre les cellules créées et éliminées assurant le bon état de la peau.

Lors d'agressions répétées (notamment par les UVB), le mécanisme de protection se met en place : le renouvellement cellulaire s'accélère, les kératinocytes sont créés dans une proportion bien supérieure à la capacité d'élimination : c'est l'hyperkératinisation.
Elle a pour conséquence un épaississement de la couche cornée de l'épiderme se traduisant par un épaississement de la peau (procurant une certaine photoprotection) et se manifestant également par une peau sèche et rugueuse.

En l'absence de nouvelles expositions solaires, la desquamation permet le retour progressif de l'épiderme épaissi vers la normale en 5 semaines environ. (44)

d) Atteintes oculaires (44)

L'œil est naturellement protégé, lors des expositions intenses aux radiations solaires, par la géométrie spécifique des annexes oculaires : arcades sourcilières et sourcils, cils et paupières, crête nasale et zones temporales. Deux réflexes viennent compléter cette protection géométrique : le rétrécissement de la fente palpébrale (clignement de l'œil) et le rétrécissement du diamètre pupillaire. Ceci permet de réduire les quantités d'ultraviolets atteignant les couches sensibles de l'œil.

Une coupe transversale de l'œil (figure 12) révèle que la première membrane traversée par la lumière est la conjonctive. Il s'agit d'une fine membrane transparente qui couvre la face interne des paupières et la surface du globe oculaire.

La lumière traverse ensuite la cornée, l'humeur aqueuse, le centre de l'iris (la pupille), le cristallin puis l'humeur vitrée et enfin la rétine. (97)

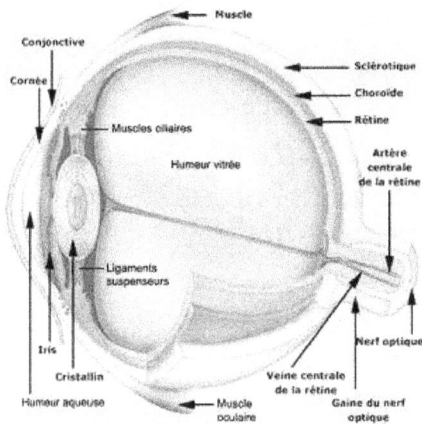

Figure 12 : coupe transversale de l'œil (97)

Au niveau de l'œil, l'absorption des rayonnements UV se fait essentiellement par la partie antérieure de l'œil et plus spécifiquement au niveau de la conjonctive, de la cornée et du cristallin. (98)

Les effets aigus des UV sur l'œil vont principalement atteindre la conjonctive et la cornée, mais aussi la rétine : (44)

* Au niveau de la conjonctive et de la cornée, on observe une photokératoconjonctivite (ou ophtalmie). Les symptômes sont des larmoiements, une sensation de grain de sable dans les yeux, une inflammation de la conjonctive (conjonctivite). Mais également une photophobie (difficulté à garder les yeux ouverts en présence de lumière).
Ces manifestations sont douloureuses, mais réversibles.

Cette pathologie s'observe souvent à la montagne du fait de la réverbération du soleil sur la neige (d'où son nom d'ophtalmie des neiges).
Le traitement consiste en une éviction du soleil et l'instillation d'un collyre cicatrisant.

* Au niveau de la rétine : la rétinopathie solaire aiguë a lieu lorsque l'on fixe le soleil sans protection oculaire, notamment lors d'éclipses solaires. La rétine est brûlée, cette atteinte est irréversible et peut conduire à la cécité partielle ou totale.

Les yeux des enfants sont beaucoup plus transparents à la lumière que les yeux des adultes. La transmission à travers l'œil des UVA et même des UVB est quasi totale chez les bébés et diminue progressivement avec l'âge. (99) En effet, avant 12 ans, les yeux des enfants sont très fragiles. Leurs cristallins, encore transparents, ne filtrent pas la totalité des rayons UV : seulement 25% contre 90% chez l'adulte. Il faut donc protéger les yeux des enfants, d'autant plus s'ils ont les yeux clairs. (100)

Le seul moyen de protection des yeux contre le rayonnement solaire est le port de lunettes de soleil adaptées, comportant le marquage CE. (tableau 6) (100)

Pour une protection renforcée, il fait avoir recours à des verres de forme couvrante, protégeant les côtés, le dessous et le dessus des yeux. (100)

NORME CE	COULEUR	LUMINOSITÉ	ACTIVITÉ	TAUX DE PROTECTION
4	Verre très foncé		Haute montagne Mer Conditions extrêmes	UV 100% Lumière visible 95%
3	Verre foncé		Mer et montagne Conditions intenses	UV 100% Lumière visible 85%
2	Verre moyennement foncé		Mer et montagne Fort ensoleillement	UV 100% Lumière visible 60%
1	Verre légèrement teinté		Tout environnement Utilisation quotidienne	UV 100% Lumière visible 20%
0	Verre clair ou très légèrement teinté		Ville Confort esthétique	UV 100% Lumière visible 10%

Tableau 6 : Indices de protection des verres solaires (100)

e) Photodermatoses

Il s'agit de l'ensemble des affections cutanées au cours desquelles il existe une réaction cutanée anormale à la lumière. (44)

Les principales photodermatoses peuvent se regrouper en 5 groupes (44):

- Photodermatoses génétiques

- Photodermatoses métaboliques

- Photodermatoses par agents photosensibilisants exogènes

- Photodermatoses idiopathiques

- Dermatoses déclenchées ou aggravées par le soleil

1. Photodermatoses génétiques (79)

Ces déficiences se manifestent par une exagération de la sensibilité normale au soleil avec majoration des effets aigus (coup de soleil disproportionné par rapport à la quantité de lumière reçue) et surtout un risque accru de cancer.

a. Anomalies de formation ou de distribution de la mélanine

* Albinisme : (77, 79, 101)

L'albinisme est une anomalie génétique due à l'absence de mélanine (qui est un facteur de protection naturel contre les UV).
Chez les personnes atteintes d'albinisme, le nombre des mélanocytes (cellules qui fabriquent la mélanine) est normal, mais on constate des mutations du gène de la tyrosinase (enzyme nécessaire à la synthèse de la mélanine).
La transmission de cette maladie se fait selon le mode autosomique récessif, c'est-à-dire qu'il est nécessaire que les deux parents portent l'anomalie génétique pour que la descendance présente la maladie.
Les enfants atteints d'albinisme naissent avec une couleur de peau et de cheveux très claire, presque blanche.

L'albinisme donne une apparence particulière à ceux qui en sont atteints, mais ce n'est pas sa principale conséquence. Le défaut de production de la mélanine a plusieurs conséquences : (101)

- La peau, les cheveux et les yeux sont dépigmentés en partie ou en totalité : si seuls les yeux sont atteints, il s'agit d'un albinisme oculaire, sinon il s'agit d'un albinisme oculocutané
- Les personnes albinos sont malvoyantes, car leur système visuel, en particulier la rétine, s'est développé de manière incorrecte pendant la période fœtale. Ce problème ne peut être corrigé d'aucune façon.

* Vitiligo :

Comme nous l'avons vu précédemment (p. 43), il s'agit d'une disparition des mélanocytes entraînant une hypochromie.
C'est une maladie ayant des conséquences sur le plan esthétique et psychologique.

b. Déficiences des systèmes de réparation de l'ADN (77, 79, 102)

Le Xeroderma pigmentosum est une maladie rare due à un déficit des enzymes assurant la réparation des lésions de l'ADN induites par les UV. Il existe plusieurs formes, de gravité variable.
Dans les formes les plus graves, dès les premières années, il existe une photosensibilité intense.
Les lésions photo-exposées deviennent sèches, dyschromiques (pigmentation anormale de la peau) et recouvertes de télangiectasies (dilatation de petits vaisseaux sanguins visibles à l'œil nu), et rapidement surviennent des kératoses précancéreuses puis des carcinomes et des mélanomes (parfois dès l'âge de 5-6 ans). (photo 19) (77)

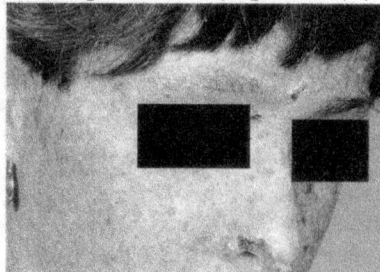

Photo 19 : Xeroderma pigmentosum chez une jeune fille de 19 ans (77)

L'évolution du Xeroderma pigmentosum est très grave et nécessite une photoprotection draconienne impliquant un mode de vie protégé (aucune sortie entre 10h et 16h, activités extérieures nocturnes uniquement, utilisation de lampes n'émettant pas d'UV (uniquement de la lumière visible) comme les lampes à incandescente (filament) ou LED) (102) et un soutien médico-psychologique ainsi qu'un traitement chirurgical des lésions malignes. (77)

2. Photodermatoses métaboliques (103)

Ces photodermatoses sont en relation avec des anomalies aboutissant à des accumulations de facteurs photosensibilisants.

a. Porphyries (77, 78, 103, 104)

La porphyrie est une affection caractérisée par la présence dans l'organisme, de quantités massives de porphyrines, molécules précurseurs de l'hème (partie non-protéique de l'hémoglobine).
Elle est provoquée par un déficit enzymatique héréditaire de la synthèse de l'hème. (78)

Le signe commun à toutes les porphyries est la présence de porphyrines dans l'urine (porphyrinurie) et dans les fèces.

Certaines comportent l'accumulation dans la peau de molécules qui, sous l'action de la lumière visible, provoquent des lésions cutanées : (77)

- La porphyrie cutanée tardive (PCT) (104, 105)

Elle est due à un déficit partiel de l'activité d'une enzyme appelée uroporphyrinogène décarboxylase (UROD, cinquième enzyme de la chaîne de biosynthèse de l'hème) ce qui conduit à une production de porphyrines (photosensibilisantes) dans le foie qui passent ensuite dans le sang, puis dans la peau.
Les problèmes cutanés commencent habituellement pendant la vie adulte d'où le terme "tardive".
La cause du déficit partiel de l'UROD n'est pas encore complètement élucidée, mais on suppose qu'il résulte de l'interaction de plusieurs facteurs (facteurs favorisants : consommation régulière d'alcool, accumulation de fer, infections virales du foie, traitement par les œstrogènes). (105)

Elle s'observe surtout l'été et est favorisée par les maladies hépatiques.

Elle est caractérisée par une fragilité extrême de la peau et par la présence de petites bulles sur le front et le dos des mains (zones exposées au soleil) laissant de petites cicatrices (photo 20).

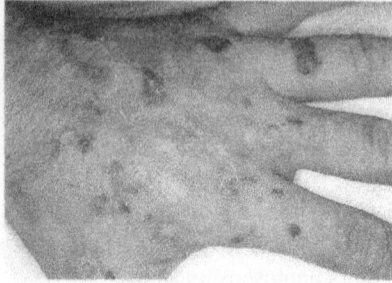

Photo 20 : Porphyrie cutanée tardive (77)

Le traitement comporte la suppression des facteurs favorisants, la photoprotection, des saignées régulières (afin de diminuer le taux du fer) ou de petites doses d'antipaludéens de synthèse (chloroquine : 100mg deux fois par semaine) qui permettront une rémission complète qu'il y ait ou non une surcharge en fer. Une rechute est toujours possible, le traitement sera le même. L'arrêt de l'alcool, de la prise d'œstroprogestatifs et le traitement d'une hépatite C concomitante sont indispensables à la rémission. La PCT ne présente pas de risque vital et son pronostic est favorable. Elle est cependant un facteur reconnu de risque pour le développement de carcinome hépatocellulaire. (77, 104, 105)

- La protoporphyrie érythropoïétique (104, 106)

La protoporphyrie érythropoïétique est une porphyrie héréditaire rare due au déficit d'une enzyme appelée ferrochélatase (FECH) qui est responsable de l'ajout du fer à la protoporphyrine pour former l'hème. Le déficit en ferrochélatase conduit à une accumulation de protoporphyrine qui est très photosensibilisante. (104)
Elle se développe dans l'enfance et se manifeste par des plaques érythématovésiculeuses, prurigineuses ou avec sensations de brûlures, sur le nez, les joues et le dos des mains, pouvant laisser des cicatrices et des rides diffuses après des expositions solaires répétées. (photos 21, 22 et 23)

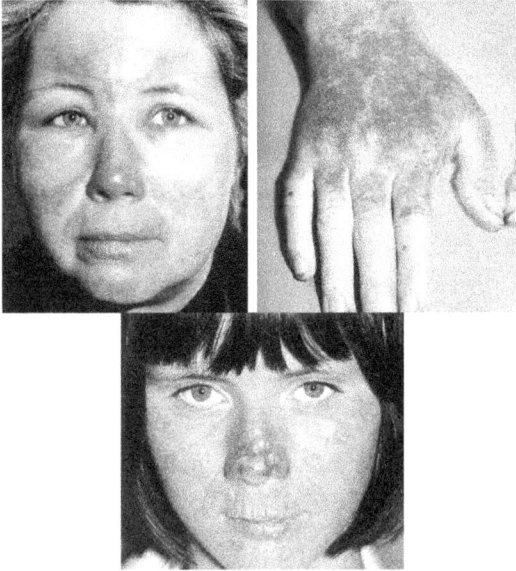

Photos 21, 22 et 23 : Protoporphyrie érythropoïétique (104)

L'objectif des traitements est de donner une protection supplémentaire à la peau contre les rayons solaires pour permettre une meilleure tolérance à la lumière du soleil.

Il n'y a pas de traitement spécifique du déficit enzymatique, mais une réduction de la photosensibilité est possible grâce à l'administration de bêta-carotène (150mg/j en plusieurs prises) : dérivé de la substance chimique qui donne la couleur orange aux carottes. (Le Phénoro® était utilisé, mais il n'est plus commercialisé).
L'efficacité thérapeutique est obtenue en 1 à 3 mois de traitement.
Les patients peuvent ainsi multiplier par 8 ou 10 leur temps d'exposition ce qui leur permet d'avoir des activités extérieures. (104)
Les inconvénients de ce traitement sont la coloration jaune-orangée des téguments et le risque de dépôts rétiniens justifiant une surveillance ophtalmique. (103)

Les autres traitements disponibles sont (106) :

- Les antihistaminiques : ces comprimés ou sirops peuvent être utiles pour les quelques personnes chez qui le gonflement de la peau est un problème important.

- La photothérapie : exposition aux rayons UVB et PUVAthérapie stimulant la mélanogénèse et l'hyperplasie épidermique sont utilisés en cas d'échec des autres traitements. (103)
Ceci permet à la peau d'épaissir légèrement et de développer un bronzage qui agit comme un écran solaire naturel et qui peut améliorer la résistance à l'exposition solaire.

b. Pellagre et érythèmes pellagroïdes (103, 107)

La pellagre est une maladie carentielle due à un déficit en vitamine PP ou vitamine B9.
Cette dernière est composée de deux substances : l'acide nicotinique d'origine végétale (niacine) et l'amide nicotinique d'origine animale (nicotinamide). Ces molécules ont pour précurseur le tryptophane et leur synthèse nécessite la présence de vitamines B1, B2 et B6. Ainsi la carence en chacun de ces éléments peut engendrer un syndrome pellagroïde. (103)

Les principales étiologies de la pellagre sont les carences nutritionnelles, l'alcoolisme chronique (malabsorption entérale des vitamines B et conduites alimentaires anormales), les syndromes de malabsorption gastro-intestinale lors d'alimentation parentérale ou en cas de régime végétarien strict. (107)
Certains médicaments tels que le 5-fluoro-uracile, le 6-mercaptopurine, l'isoniazide, l'azathioprine et certaines antiépileptiques comme le phénobarbital, l'hydantoïne et le valproate de sodium peuvent également induire un syndrome pellagroïde. (103, 107)

Le diagnostic de la pellagre est fondé sur la présence du « syndrome des 3 D » qui associe une dermatose des zones photoexposées, une diarrhée chronique et une démence. Les signes cutanés sont les premiers à apparaître dans plus de 80 % des cas.
Au début, il s'agit de lésions érythémateuses apparaissant sur les zones découvertes ou photoexposées de façon bilatérale et symétrique avec des limites nettes. (107) (photos 24 et 25)

Le traitement de la pellagre repose sur la supplémentation en vitamine PP (Nicobion® : 50 à 500 mg/j) associé à un régime hyperprotidique pendant plusieurs semaines. (103)

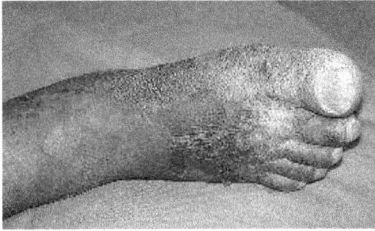

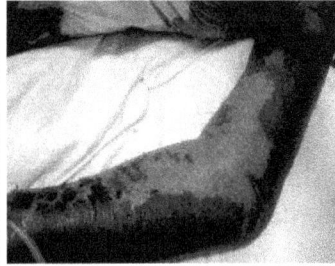

Photos 24 et 25 : Personnes atteintes de pellagre (la deuxième photo concerne un patient éthylique) (108)

3. Photodermatoses par agents photosensibilisants exogènes (94, 104, 109, 110, 111, 112)

La photosensibilisation est due à l'interaction entre une substance photoréactive appelée « chromophore », présente dans la peau, et des radiations lumineuses (UVA, UVB, lumière visible).
Ce chromophore peut être d'origine endogène ou exogène. Il peut avoir été administré par voie systémique (médicaments) ou par applications locales. (photo 26) (listes des substances et plantes photosensibilisantes en Annexes 2 et 3)

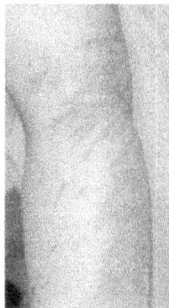

Photo 26 : Dermite des prés : érythème et bulles dessinent le contact avec les végétaux photosensibilisants (77)

Le mécanisme de photosensibilisation est soit toxique soit allergique.
La phototoxicité est une réaction inflammatoire aiguë proche du coup de soleil, alors que la photoallergie est une réaction immunologique d'hypersensibilité retardée. (104, 110)

Toutes deux nécessitent l'énergie photonique pour produire le phototoxique ou le photoallergène. Elles présentent des caractéristiques de survenue, des mécanismes physiotoxicologiques et des manifestations cliniques différentes. (111)

* Phototoxicité (104, 109)

La phototoxicité peut survenir chez n'importe quel individu, dès la première prise de la substance responsable, à condition que la peau contienne une quantité suffisante de substances photosensibilisantes et qu'elle soit exposée à une irradiation UV. (tableau 7)

Elle se traduit par un coup de soleil disproportionné par rapport au temps d'exposition : la peau devient rouge, gonflée, douloureuse et peut se recouvrir de cloques. (photos 27 et 28)
Au niveau des tissus, les lésions sont caractéristiques, elles sont appelées « sunburns cells » (ou « cellules coups de soleil »).

La localisation correspond aux régions cutanées contenant le chromophore et irradiées par le soleil. (109)

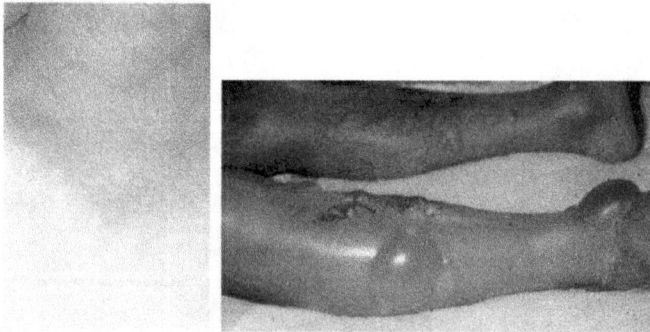

Photo 27 : Réaction phototoxique chez une patiente traitée par quinolone (77)
Photo 28 : Réaction phototoxique suite à la prise d'un antibiotique (47)

* Photoallergie (104, 109)

La photoallergie est une réaction photo-immunologique qui fait intervenir le système immunitaire cellulaire du patient : il s'agit d'une hypersensibilité retardée.

Elle se traduit par un eczéma ou une urticaire accompagné de prurit au niveau des régions découvertes mais peut s'étendre aux zones couvertes. (photo 29)

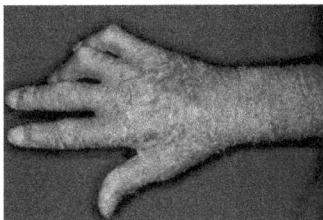

Photo 29 : Réaction photoallergique médicamenteuse ayant provoqué un eczéma aigu (47)

Contrairement à la phototoxicité, une première sensibilisation est nécessaire (réaction immunologique) et la réaction ne survient que chez des personnes prédisposées. Elle est donc plus rare que la phototoxicité qui peut toucher chaque individu.
Elle survient pour de faibles doses de substances photosensibilisantes et des doses très faibles d'UV. (tableau 7) (110)

Critères	Phototoxicité	Photoallergie
Fréquence	Élevée	Faible
Sensibilisation préalable	Non	Oui
Quantité de photosensibilisant	Grande	Petite
Début après exposition au photosensibilisant et lumière	Minutes à heures	24 h ou plus
Aspect clinique usuel	« Coup de soleil »	Eczéma
Distribution	Zones photo-exposées seulement	Zones photo-exposées Peut diffuser aux zones couvertes
Troubles pigmentaires	Fréquents	Inhabituels
Aspect histologique	Lésions épidermiques *sunburn cells*	Infiltrat lympho-histiocytaire périvasculaire dermique
Évolution à l'arrêt du photosensibilisant	Guérison rapide en 8 à 10 jours	Guérison lente en plusieurs semaines

Tableau 7 : Principaux critères de différenciation phototoxicité/photoallergie (109)

Les phototoxiques sont principalement les plantes et les goudrons alors que les principaux photoallergènes incriminés sont des produits antibactériens, des parfums, des pesticides et insecticides. (110)

Mais une même substance peut induire ces deux réactions. (111)

De nombreux médicaments sont photosensibilisants (Annexe 2), ils sont bien connus des médecins et pharmaciens. Il est donc important de se protéger très efficacement de l'exposition solaire lorsque l'on doit prendre l'un d'entre eux.
Le patient doit éviter de sortir en milieu de journée (irradiation intense), doit appliquer une crème solaire d'indice élevé (50+), porter des vêtements suffisamment opaques aux UV et protéger son visage par un chapeau à bords larges. (112)
La prévention restant la meilleure façon de lutter contre les photosensibilisations médicamenteuses.

De plus, les médicaments photosensibilisants possèdent un symbole distinctif sur leur boîte afin de les identifier facilement et ainsi prendre les mesures préventives adaptées. (figure 13)

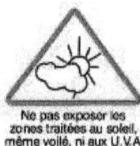

Ne pas exposer les
zones traitées au soleil,
même voilé, ni aux U.V.A

Figure 13 : Pictogramme signalant un médicament photosensibilisant (113)

4. Photodermatoses idiopathiques

Ce terme désigne l'ensemble des photodermatoses dont l'agent photosensibilisant n'est pas encore identifiable (mécanismes physiopathologiques inconnus) dans l'état actuel des connaissances.
Ces photodermatoses sont regroupées en fonction de leurs signes cliniques.

On distingue ainsi :

a. Lucite estivale bénigne (63, 77, 114, 115)

Il existe plusieurs allergies au soleil, appelées lucites. La plus fréquente est la « lucite estivale bénigne » (LEB), qui touche essentiellement les femmes (dans 90% des cas) de 15 à 25 ans.

Elle apparaît lors des premières expositions solaires et les poussées peuvent se répéter au cours de la saison. (114)

En général, elle récidivera les années suivantes, souvent en s'aggravant : apparition de plus en plus tôt dans la saison, survenue pour des expositions modérées, allongement de la durée de photosensibilité et extension de la surface corporelle atteinte. Le retentissement sur la qualité de vie peut être important dans les formes sévères, très invalidantes par la réduction des activités à l'extérieur pendant les mois d'été. (115)

Elle se développe sous l'influence des UVA et des UVB et se manifeste sous forme de petites papules rouges très prurigineuses localisées principalement au niveau du décolleté, mais pouvant se développer au niveau des épaules, des avant-bras, du dos et des mains. (photo 30)
Ces lésions s'atténuent en 5 à 15 jours. (63)

Photo 30 : Lucite estivale bénigne (77)

b. Lucite polymorphe (63, 104, 115, 118)

La lucite polymorphe touche les femmes mais également les hommes dans des proportions identiques.

Elle apparaît généralement 24 à 48h après les premières expositions solaires. Elle se manifeste par un prurit, une sensation de cuisson, puis des papules érythémateuses isolées ou regroupées en plaques apparaissent sur les zones ayant été exposées. (photos 31, 32 et 33) (77), (116)
La lucite polymorphe disparaît en deux à trois semaines si on ne s'expose plus au soleil, mais réapparaît à chaque nouvelle exposition. Ce type d'allergie est chronique et revient chaque année avec une tendance à s'aggraver.

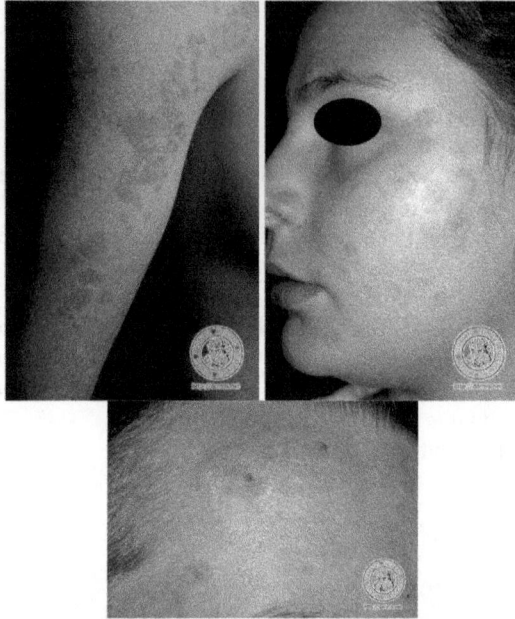

Photos 31, 32 et 33 : Lucites polymorphes (116)

Dans le cas des lucites idiopathiques (LEB et polymorphe), le traitement fait appel à la photoprotection externe (crèmes solaires d'indice 50+ mais, en pratique, elle est souvent insuffisante) à laquelle on peut associer des antipaludéens de synthèse [200 à 400 mg/j de chloroquine (Nivaquine®) ou 400 à 600 mg/j d'hydrochloroquine (Plaquenil®) ; le traitement est à débuter une semaine avant l'exposition] (77, 115), mais aussi une crème antihistaminique ou un dermocorticoïde (pour calmer le prurit), et un antihistaminique par voie orale (2 cp/j de cétirizine (Zyrtec®). (63, 117, 118)

Dans les formes sévères, une corticothérapie générale de courte durée peut être introduite. (118)

La photothérapie UVB et la PUVAthérapie peuvent également être utilisées en cas d'échec des autres traitements. (115)

c. Urticaire solaire (63, 77, 114)

L'urticaire solaire touche principalement les femmes âgées de 20 à 40 ans.

Elle se manifeste par un gonflement local de la peau avec éruption de petites plaques rouges, ressemblant à des piqûres d'orties, accompagné de démangeaisons. (photo 34)
Ces manifestations apparaissent dès les cinq premières minutes d'exposition et disparaissent après une à deux heures passées à l'ombre.
Cette maladie peut être très invalidante, empêchant toute sortie à l'extérieur.
Ce type d'urticaire évolue pendant plusieurs années, mais la sensibilité finit par disparaître spontanément.

A noter, qu'il existe plusieurs formes d'urticaire solaire en fonction de la longueur d'onde du rayonnement déclenchant. Ils sont, en général, améliorés par les bêta-carotènes et/ou les antihistaminiques qui restent le traitement de première intention. (77, 114)
Pour les formes résistantes, le traitement par photothérapie UVA ou UVB et la PUVAthérapie peuvent permettre d'acquérir une tolérance.

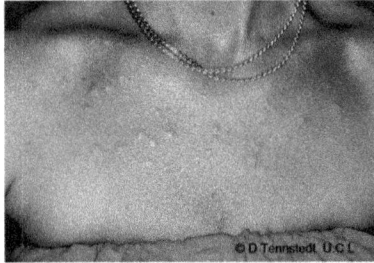

Photo 34 : Urticaire solaire (119)

d. Hydroa vacciniforme (77, 114, 122)

Cette affection débute dans l'enfance, avant l'âge de 10 ans, elle évolue par poussées et s'atténue à l'adolescence, avant de disparaître spontanément vers l'âge de 20 à 30 ans.
Les manifestations cliniques apparaissant au printemps ou en été. Elles sont rythmées par les expositions solaires et durent jusqu'à la fin de la saison estivale. Après une exposition solaire intense apparaît, en quelques heures, une sensation de brûlure suivie par des lésions vésiculo-bulleuses. Celles-ci vont devenir nécrotiques et croûteuses et laisser place à des cicatrices varioliformes inesthétiques. (114)
Les sites les plus souvent atteints sont les joues, les pavillons des oreilles, le nez et le dos des mains. (photos 35 et 36)

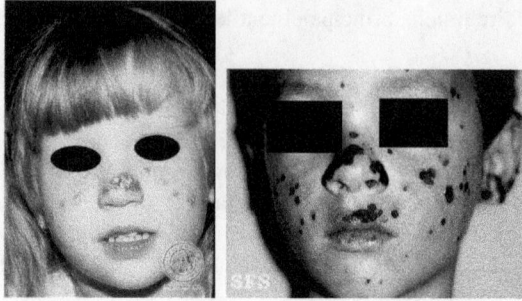
Photos 35 et 36: Hydroa vacciniforme (120) et (121)

Les enfants atteints d'hydroa vacciniforme doivent avoir une photoprotection rigoureuse : l'utilisation de photoprotecteurs à large spectre avec un coefficient élevé de protection contre les UVA et les UVB, doit être systématique durant toute la période ensoleillée (de mars à octobre). Elle doit être associée à des mesures d'éviction des expositions solaires et à une protection vestimentaire (vêtement et chapeau).
Ces mesures de prévention peuvent être suffisantes.
La PUVAthérapie prophylactique a été efficace chez certains patients en induisant une tolérance au soleil. (122)

Des médicaments à action photoprotectrice par voie systémique (bêta-carotènes, antipaludéens de synthèse, ciclosporine A) peuvent être utilisés mais les résultats sont souvent décevants. (122)

e. Photodermatose printanière juvénile (77, 123, 124)

Peu fréquente, cette lucite idiopathique survient, comme son nom l'indique, au printemps et concerne surtout l'enfant ou l'adolescent de sexe masculin.

Elle se manifeste sous forme d'une éruption localisée sur l'hélix de l'oreille. Les lésions, très prurigineuses, sont d'abord œdémateuses, puis vésiculeuses (petits soulèvements remplis de sérosité) ; des bulles (soulèvements plus importants) apparaissent parfois dans un second temps. (123, 124) (photo 37)

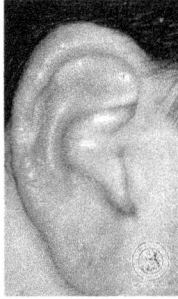

Photo 37 : Photodermatose printanière juvénile (123)

La maladie régresse spontanément et sans séquelle en l'espace de 2 semaines, mais récidive chaque année.

Le traitement se limite, au besoin, à l'ouverture des bulles et à l'application locale d'un corticoïde en cas de démangeaisons importantes. (124)

f. Dermatite actinique chronique (77, 114, 125)

La dermatite actinique chronique est une photodermatose idiopathique rare et sévère. Elle survient principalement chez les hommes de plus de 50 ans ayant des activités de jardinage et des loisirs extérieurs. (114)

Des plaques d'eczéma, rouges, desquamantes et très prurigineuses, apparaissent sur les zones exposées à la lumière, principalement le visage, dos des mains et la nuque (photo 38). La peau s'épaissit progressivement et perd sa souplesse. Les lésions peuvent progressivement s'étendre sur les zones couvertes. (114, 125)

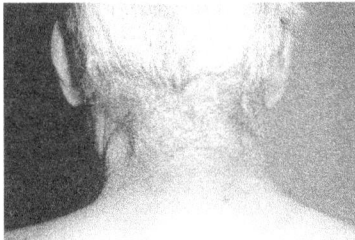

Photo 38 : Dermatose actinique chronique (125)

Les patients sont obligés d'éviter le soleil (photosensibilité extrême), ce qui peut parfois être incompatible avec une vie normale.

Le traitement repose sur la photoprotection systématique (prévention nécessaire mais insuffisante).
On peut également utiliser les immunosuppresseurs ou la PUVAthérapie associée ou non à la corticothérapie locale ou générale afin d'éviter les exacerbations. (114)

5. Dermatoses aggravées ou déclenchées par l'exposition solaire

a. Acné (77, 126, 127, 128, 130, 131)

L'acné est une maladie de la peau dont les localisations préférentielles sont le visage, le cou, le décolleté, les épaules et le dos.
Elle touche majoritairement des adolescents, mais aussi près de 20% des femmes adultes. (127)

Il s'agit d'une maladie inflammatoire des follicules pilosébacés du visage et du tronc.

L'acné résulte de la combinaison de 3 facteurs : (126, 128, 129)

- L'hyperséborrhée : l'acné est une affection dépendante des hormones androgènes (dont la production est dépendante de l'activité de la 5-α-réductase). Ces hormones stimulent la glande sébacée et lui font secréter du sébum en grande quantité responsable de la séborrhée du visage et du cuir chevelu : la peau devient grasse et brillante.
- L'hyperkératinisation des canaux excréteurs des glandes sébacées induit une obstruction et une rétention sébacée qui peut prendre la forme d'un comédon fermé (« microkyste » ou « point blanc ») ou d'un élargissement du canal formant un comédon ouvert (« point noir »).
- L'inflammation liée à la prolifération bactérienne de *Propionibacterium acnes* dans le pore obstrué : la rétention sébacée est colonisée par la flore résidente de la peau. Cette bactérie se nourrit de sébum et produit des lipases qui hydrolysent les triglycérides du sébum en acides gras irritants, aboutissant à une inflammation locale. Le comédon se transforme alors en bouton rouge douloureux appelé papule.

84

L'acné se présente sous plusieurs formes : (126)

- L'acné rétentionnelle est due à l'hyperséborrhée et l'hyperkératinisation provoquant des comédons (microkystes et points noirs), principalement au niveau du nez, des joues et du front. (photos 39 et 40)

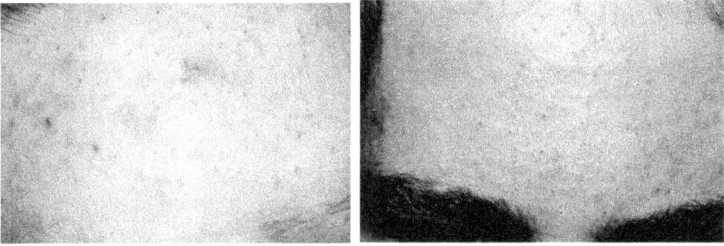

Photos 39 et 40 : Acnés rétentionnelles du front (77 et 132)

- L'acné inflammatoire est caractérisée par des lésions inflammatoires superficielles de type papules (boutons rouges) et pustules (papules infectées). Dans ce cas, le risque de cicatrices est élevé. (photo 41)

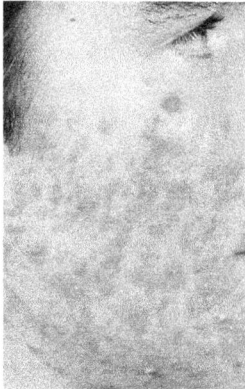

Photo 41 : Acné inflammatoire (133)

- L'acné mixte ou polymorphe est la combinaison des 2 précédentes. C'est la forme la plus courante d'acné : les personnes atteintes présentent à la fois des boutons noirs, des points blancs, des boutons rouges et des pustules. (photo 42)

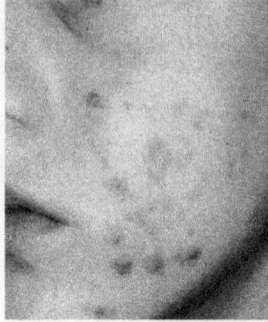

Photo 42 : Acné polymorphe (77)

<u>Cas particulier de l'acné néonatale</u> : (126, 128)

C'est une affection bénigne et transitoire, due aux androgènes d'origine maternelle, plus ou moins facilitée et prolongée par les onguents gras utilisés pour les soins cutanés de l'enfant.
Elle se manifeste juste après la naissance sous forme de comédons fermés et/ou de papules et pustules sur le visage. Les lésions disparaissent spontanément en 2 à 3 mois.

<u>Les formes graves de l'acné</u> : (126, 128)

• L'acné nodulaire ou nodulokystique

C'est la plus fréquente des acnés dites graves, cumulant toutes les lésions vues précédemment, une extension constante au tronc et une évolution cicatricielle. Cette forme d'acné débute à la puberté comme une acné ordinaire, mais s'étend progressivement au cou, au tronc, aux fesses et aux racines des membres (photos 43 et 44). L'isotrétinoïne orale est le traitement de référence pour ce type d'acné. (voir annexe 4 pour la délivrance et le suivi du traitement)

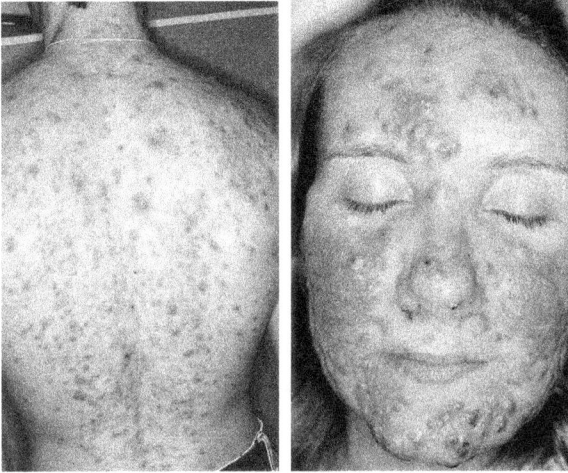
Photos 43 et 44 : Acnés nodulaires (77 et 131)

- L'acné conglobata

Il s'agit d'une forme intense d'acné nodulaire. Elle se manifeste chez les hommes entre 20 et 30 ans (126). Les lésions rétentionnelles évoluent vers des papules, des pustules, des abcès formant des sinus de drainage, des tunnels suppuratifs et fistulés. Ce type d'acné touche plus le torse que le visage. (photos 45 et 46)

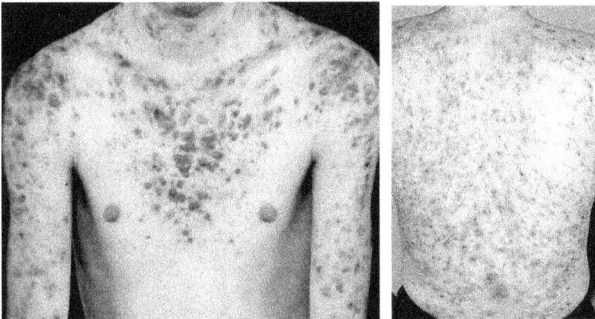
Photos 45 et 46 : Deux hommes atteints d'acné conglobata (131 et 133)

La suppuration des nodules est pour ces malades un handicap social majeur ainsi que les cicatrices laissées par les lésions. (photos 47 et 48)

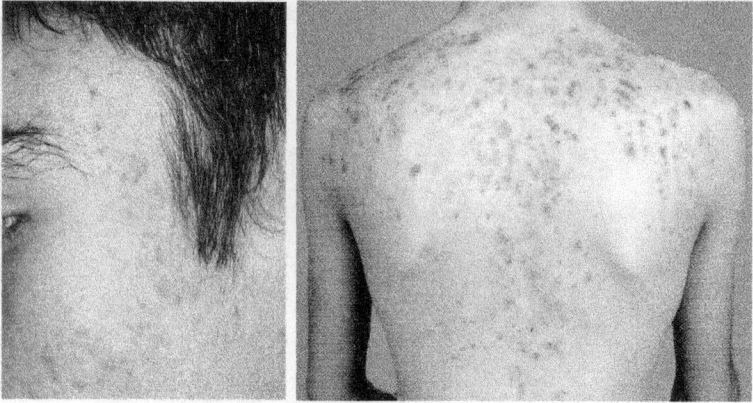

Photos 47 et 48 : Cicatrices d'acné (77 et 133)

- L'acné fulminante (acné nodulaire aiguë, fébrile et ulcéreuse)

C'est la forme la plus grave de l'acné touchant avec prédilection les personnes de sexe masculin. Les nodules inflammatoires et suppuratifs sont très nombreux et peuvent évoluer vers des ulcérations nécrotiques et hémorragiques. Il y a surtout des signes généraux : fièvre d'allure septique de 39 à 40°C, douleurs musculaires et articulaires, altération de l'état général. Le traitement repose sur une corticothérapie générale associée à des antibiotiques. L'isotrétinoïne ne sera induite qu'ultérieurement.

A côté de ces acnés, dont on ne connaît pas de facteur étiologique, certaines acnés sont déclenchées ou aggravées par des facteurs exogènes tels que les cosmétiques gras (comédogènes) ou certains médicaments. (voir annexe 5)

Le traitement de l'acné : (77, 127, 128, 130)

✓ Traitement local

Les traitements locaux (aussi appelés traitements topiques), sont indiqués dans le traitement des acnés légères à modérées. Ils doivent être appliqués le soir pour éviter les risques d'irritation et toujours associés à l'utilisation d'une crème hydratante le matin.

- Les rétinoïdes : l'acide rétinoïque et l'adapalène
  Ils sont aussi appelés kératolytiques (ou comédolytiques) : ils normalisent la kératinisation, assurent l'élimination des comédons et des microkystes et s'opposent à leur formation.

88

Ces dérivés de la vitamine A sont proposés en cas d'acné à prédominance rétentionnelle (l'adapalène possède en plus une activité anti-inflammatoire).

L'usage de ce gel n'est pas anodin car une exposition aux ultraviolets peut augmenter l'irritation de la peau provoquée par le médicament.

- Le peroxyde de benzoyle :
  Il est comédolytique et agit surtout comme antibactérien.
  Il s'oppose à la prolifération de *Propionibacterium acnes*, il est également kératolytique et sébostatique.
  Il est indiqué dans les acnés à prédominance inflammatoire.
  Une irritation locale peut apparaitre. Il est également susceptible d'entraîner une réaction de photosensibilisation. Il faut donc éviter l'exposition au soleil quand on utilise ce gel.
  De plus, le peroxyde de benzoyle décolore les vêtements.

- Les antibiotiques locaux :
  Ils inhibent la prolifération de *Propionibacterium acnes* et ont une action anti-inflammatoire. Ils sont utilisés en seconde intention en cas d'acné inflammatoire.
  Deux antibiotiques sont disponibles dans cette indication : l'érythromycine et la clindamycine.

✓ Traitement général

Ces catégories de médicaments ont fait la preuve de leur efficacité et sont indiquées dans le traitement des acnés inflammatoires modérées à graves :

- Les antibiotiques :
  Ce sont les cyclines (doxycycline, lymécycline et minocycline) et certains macrolides (érythromycine, roxithromycine, josamycine) quand les cyclines ne peuvent pas être prescrites (femme enceinte, jeune enfant). Ils agissent par leurs activités anti-séborrhéiques et anti-inflammatoires (qui sont présentes avec des doses deux fois moins élevées que pour obtenir une activité antibactérienne).
  Les cyclines sont à prendre avec un grand verre d'eau, au moins 1h avant le coucher (pour éviter toute atteinte œsophagienne), et à distance des autres médicaments car leur absorption est diminuée par un grand nombre d'entre eux. (129)
  Il faudra également tenir compte de la photosensibilisation des cyclines (en particulier de la doxycycline) au cours du traitement et de la contre-indication au cours de la grossesse (à partir du 4ème mois).

- Les dérivés du zinc :
Doté d'une activité anti-inflammatoire (inférieure à celle des cyclines), ils sont utilisés en cas de contre-indications à celles-ci. Ils peuvent aussi être utilisés pour des acnés très précoces du sujet jeune.
Ils sont à prendre le matin à jeun, à distance des repas ou des autres médicaments (fer, cyclines, calcium, …). En effet, le gluconate de zinc peut se chélater avec les aliments riches en acide phytique (pains complets, maïs, soja, céréales, …) dans l'intestin. (129)

- L'isotrétinoïne
C'est un inhibiteur de la sécrétion sébacée et un traitement anti-rétentionnel et modérément anti-inflammatoire. C'est le plus puissant des médicaments sébostatiques et anti-acnéiques.
Ce traitement comporte un certain nombre d'effets indésirables (sécheresse de la peau et des muqueuses, élévation des transaminases et hyperlipidémie) et surtout un effet tératogène qui oblige à encadrer sa prescription chez la femme en âge de procréer (voir annexe 4 pour la délivrance et le suivi du traitement).
- L'hormonothérapie (134)

L'association 35 µg d'éthinylestradiol et 2 mg d'acétate de cyprotérone (anti-androgène) (Diane 35® et ses génériques) avait l'AMM « Traitement de l'acné chez la femme ». L'efficacité est modérée et ne s'observe qu'après plusieurs mois de traitement. Cette association n'a pas l'AMM « contraception » car son effet inhibiteur de l'ovulation, largement admis, n'a pas été validé par le calcul de l'indice de Pearl dans le cadre d'une demande d'AMM.

Depuis le 21 mai 2013, l'AMM de Diane 35® et de ses génériques a été suspendue.
En raison d'une efficacité modérée dans le traitement de l'acné et d'un risque thromboembolique veineux 4 fois supérieur à celui observé chez les femmes non traitées, le rapport bénéfice/risque de Diane 35® et de ses génériques avait été jugé défavorable par l'ANSM.
Par ailleurs, ces spécialités sont majoritairement utilisées hors AMM comme contraceptifs oraux, malgré l'absence de démonstration de l'efficacité contraceptive de l'association cyprotérone/éthinylestradiol. (134)

Mais le comité pour l'évaluation des risques en matière de pharmacovigilance (PRAC) de l'agence européenne du médicament (EMA) a conclu que le rapport bénéfice/risque de Diane 35® et de ses génériques est positif, à condition que certaines mesures soient prises pour minimiser les risques thromboemboliques.

Ces recommandations ont ensuite été examinées par l'organisme européen regroupant les agences nationales du médicament des différents pays européens (CMDh) qui s'est prononcé (à l'unanimité moins une voix : celle de la France) en faveur de la position de l'EMA.

Comme la décision du CMDh a été prise à la majorité, et non à l'unanimité, elle sera envoyée à la Commission européenne qui prendra une décision finale.

Dans l'attente des décisions européennes finales, l'ANSM a maintenu la suspension en France des AMM pour Diane 35® et ses génériques. (135)

La seule association contraceptive ayant en France l'AMM « contraception de la femme acnéique » est l'association triphasique éthinylestradiol (35 µg) et norgestimate (180-215-250 mg) : Triafémi® et Tricilest®.

Les contraceptifs oraux combinés de 3ème et 4ème générations font l'objet d'une modification des conditions de prescription et de délivrance par l'ANSM et d'une demande de modification de l'AMM auprès de l'agence européenne du médicament au vu du sur-risque thrombo-embolique qu'ils présentent. (134)

Chez la femme acnéique souhaitant ou nécessitant une contraception hormonale, celle-ci doit contenir un progestatif faiblement androgénique ou non androgénique (gestodène, désogestrel, norgestimate, acétate de chlormadinone, drospérinone). (134)

L'exposition solaire et l'acné : (126, 136)

On considère souvent, à tort, que le bronzage est bénéfique aux personnes acnéiques car il a tendance à unifier le teint et à assécher la peau, la rendant plus belle dans un premier temps. Mais en réalité, il provoque un épaississement de l'épiderme (hyperkératinisation), qui se protège ainsi des rayons UV, et conduit à un engorgement plus important du sébum : incrustation profondes des comédons et microkystes qui ressortiront de plus belle quelques jours après la fin de l'exposition solaire.

Il est donc conseillé aux personnes souffrant d'acné de limiter leur exposition et d'utiliser un produit solaire adapté aux peaux grasses et non comédogène.

Par ailleurs, il est essentiel que les personnes ayant un traitement contre l'acné préviennent leur médecin de leur éventuelle exposition au soleil, certains traitements (cyclines) étant contre-indiqués dans ce cas-là. Ils pourront être remplacés durant cette période par d'autres médicaments qui ne présentent pas de contre-indication avec le soleil.

On conseillera d'appliquer les traitements le soir pour la nuit, de bien se rincer le matin avant d'appliquer une crème hydratante ou une crème solaire adaptée.

b. Mélasma (77, 88, 137)

Cette hyperpigmentation se manifeste par des taches brunes ou grisâtres, localisées le plus souvent au milieu du front (photo 49), sur les joues, le menton et le pourtour de la bouche.
Plus ou moins foncées, leurs contours sont arrondis et irréguliers.

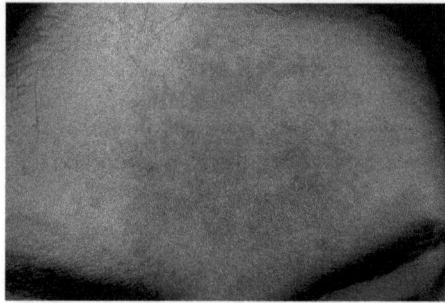

Photo 49 : Chloasma au niveau du front (138)

Plus communément appelé masque de grossesse ou chloasma lorsqu'il se produit chez une femme enceinte, cette dermatose est causée par une augmentation d'activité des cellules mélanocytaires (pouvant être provoquée par les œstrogènes) ce qui conduit à une hyperpigmentation épidermique.

Cependant, le chloasma peut survenir à d'autre moment (y compris chez les hommes). Ainsi, la prise d'une pilule fortement dosée en œstrogènes, d'autres médicaments contenant des hormones ou des cosmétiques de mauvaise qualité, associés à une exposition solaire déraisonnable peuvent être en cause. Des facteurs génétiques entrent aussi en jeu : les femmes au phototype foncé (couleur de peau et de cheveux) sont davantage sujettes au mélasma. (137)

En cas d'apparition lors de la grossesse, les taches disparaissent quelques mois après l'accouchement. Mais lors d'une prochaine grossesse, le risque de récidive est important. Il est donc préférable de prévenir l'apparition du masque de grossesse.
La prévention du mélasma repose sur une seule règle : protéger sa peau du soleil quotidiennement, quelles que soient les conditions et le moment de la journée.

Les conseils seront les mêmes qu'en été : (137)
• Ne pas s'exposer au soleil entre 12 heures et 16 heures, au moment où le rayonnement solaire est le plus agressif pour la peau
• Porter un chapeau à larges bords pour protéger le cou et le visage, lieux privilégiés des taches, et des lunettes de soleil qui protègent efficacement les yeux et leurs contours
• Appliquer toutes les deux heures une crème solaire d'indice élevé, la plus neutre possible (sans parfum, sans alcool, sans conservateur). Commencer l'application 15 à 30 minutes avant l'exposition au soleil pour que la crème ait le temps de pénétrer.

c. Lupus érythémateux (76, 77, 132, 133, 139)

Le lupus érythémateux (ou LE) est une maladie auto-immune chronique au cours de laquelle le système immunitaire s'attaque aux tissus conjonctifs du corps.

Il existe différentes formes de lupus en fonction des signes cliniques et de leur localisation. En effet, le lupus érythémateux chronique (photo 50) est défini par des plaques érythémateuses et hyperkératosiques, à contours souvent hyperpigmentées, situées essentiellement sur les zones photo-exposées (visage, cuir chevelu et éventuellement haut du tronc), tandis que le lupus érythémateux subaigu (photo 51) se présente sous forme de lésions annulaires, peu ou pas squameuses, situées au niveau du visage, des bras et du haut du tronc avec une photosensibilité nette. Le lupus érythémateux systémique (photo 52) est, quant à lui, caractérisé par des taches érythémateuses symétriques au niveau du visage, du décolleté, du haut du dos, des pulpes des doigts et des orteils. (77)

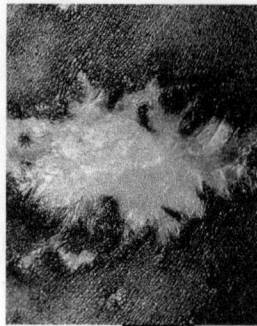

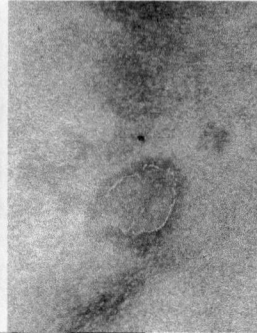

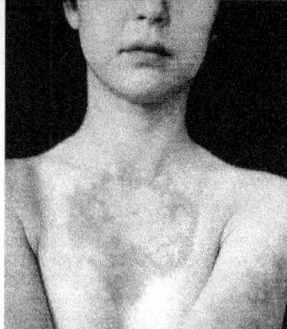

Figure 50 : LE chronique (132)   Figure 51: LE subaigu (132)   Figure
52: LE systémique (132)

Le diagnostic est confirmé par un examen précis des lésions et souvent par
une biopsie cutanée pour examen histologique.

En cas de lupus érythémateux systémique, on retrouve des signes généraux
(fièvre, fatigue, …) et des atteintes telles que des adénopathies, des signes
articulaires, rénaux, neurologiques, cardiovasculaires et une atteinte
hématologique (anémie, thrombopénie, leucopénie, …).

Le traitement des lupus érythémateux (133, 140) repose sur les antipaludéens
de synthèse en traitement de fond. Au moment des poussées, on peut ajouter
des AINS et une corticothérapie à faible dose (à 5 à 10 mg/j de prednisone).
Le traitement des formes sévères repose quant à lui sur la corticothérapie
associée ou non aux immunosuppresseurs.

Une protection solaire d'indice 50+ est indispensable. En effet, la
photosensibilité est un facteur commun à toutes les formes de lupus
érythémateux.

d. Psoriasis

Comme nous l'avons vu précédemment (p. 46), les expositions solaires (UV) améliorent le psoriasis chez la plupart des patients, mais elles peuvent les aggraver chez d'autres ; c'est ce qu'on appelle le psoriasis photosensible. Sa prévalence est de l'ordre de 5.5%. (76)

C'est également le cas pour la dermatite atopique. (76)

e. Lentigo actinique (104, 142)

Le lentigo actinique, aussi appelé lentigo solaire, peut apparaître dès le plus jeune âge. Il est la conséquence de l'exposition solaire, qu'il y ait eu coup de soleil ou non. (142)
Il est caractérisé par des papules brunâtres au contour plus ou moins régulier et se développe sur les parties souvent découvertes : visage, décolleté, avant-bras, dos des mains. (photos 53 et 54)

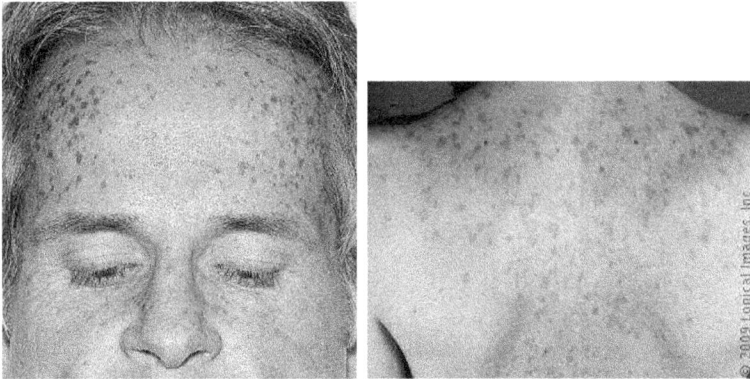

Photos 53 et 54 : Lentigos actiniques (104 et 141)

Le lentigo actinique ne doit pas être confondu avec le lentigo sénile qui est également dû à une longue accumulation de rayons solaires sur certaines zones de la peau, mais ce dernier n'apparaît qu'à partir d'un certain âge. Avec les rides, ces taches brunes constituent l'un des premiers signes du vieillissement de la peau (142). Les dermatologues traitent depuis longtemps les lentigos actiniques par des applications de froid mais la cryothérapie laisse parfois des marques blanches. (143)
Aujourd'hui, ils disposent de nouvelles technologies pour le traiter : les lasers.

En fonction du type de laser utilisé on va pouvoir, soit échauffer la lésion pigmentée pour la dénaturer par brûlure, soit fragmenter le pigment de mélanine du lentigo pour faciliter son élimination de l'organisme par phagocytose naturelle ou encore provoquer une ablation de surface et créer des puits pour favoriser l'évacuation du pigment. (l'ablation va créer une réaction inflammatoire et à terme un remodelage du derme avec amélioration de la couleur, de la texture et de la souplesse cutanée). (144)

Pour toutes les photodermatoses, la seule prévention est la photoprotection externe (crème solaire, vêtements, chapeau à bords larges) et les conseils d'exposition (ne pas sortir entre 12h et 16h). (115)

2) Effets à long terme

Dès la naissance, chaque personne dispose d'un « capital solaire» qui lui permet de lutter contre les agressions solaires tout au long de la vie. Celui-ci est variable d'une personne à une autre, principalement en fonction du phototype : plus le phototype est bas, plus le capital soleil est réduit.

Il est « entamé » dès les premières expositions et diminue chaque fois que le système de protection de la peau est mobilisé. (145)

Lorsque le capital solaire est épuisé, la peau ne peut plus se protéger contre les agressions du soleil, et les cellules endommagées ne peuvent plus être réparées, ce qui induit les effets néfastes du soleil dits « à long terme » puisqu'ils n'apparaissent que 10 à 20 ans plus tard.

a) Vieillissement cutané prématuré ou héliodermie (44, 77, 94, 104, 145, 146)

Comme tous les organes, la peau est sujette au vieillissement. Si des facteurs héréditaires déterminent le processus de vieillissement intrinsèque (lié à l'âge), des éléments externes et environnementaux peuvent interagir, tels que les facteurs toxiques (alcool, tabac, pollution), alimentaires et hormonaux, mais aussi les ultraviolets.

L'héliodermie correspond à l'ensemble des altérations dermo-épidermiques imputables à une irradiation chronique par les rayons UV, se superposant au vieillissement intrinsèque au niveau des zones photoexposées.

Les UV (surtout les UVA) sont responsables de plus de 2/3 du vieillissement cutané.
Les cellules du derme se développent de manière anarchique et les fibres de collagène et d'élastine sont détruites par les UV. (147)

Les caractéristiques de la peau « photoâgée » :
- Perte d'élasticité
- Diminution de l'hydratation → sécheresse cutanée qui provoque des irritations et un ralentissement de la cicatrisation
- Atrophie du derme et de l'épiderme → diminution de l'épaisseur de la peau
- Apparition de ridules, puis de rides profondes prématurément
- Développement de taches pigmentaires plus ou moins foncées au niveau des zones découvertes (visage, dos des mains, buste (photos 55 et 56) dues au déréglement dans la production et la répartition de la mélanine au sein de l'épiderme, de kératoses actiniques et de lésions précurseurs de carcinomes
- Apparition de couperose, verrues séborrhéiques et de comédons
- Fragilité capillaire (télangiectasies, ecchymoses, plaies au moindre traumatisme qui cicatrisent lentement)

Il a été démontré que les ultraviolets (UVA principalement, et UVB) sont responsables du vieillissement cutané prématuré, et que les infrarouges semblent également jouer un rôle. (104, 146)

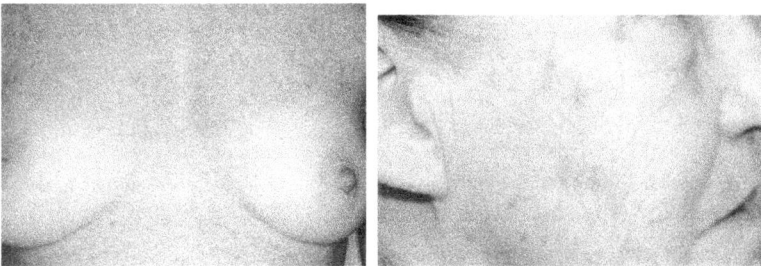

Photos 55 et 56 : Signes cliniques du vieillissement cutané photo-induit (77)

b) Altérations du système immunitaire (44, 73, 118, 148)

Les défenses immunitaires cutanées assurent une protection contre les agressions externes (bactéries, virus, champignons). Ces défenses sont altérées par les UVB et les UVA.
La plupart des expériences menées à ce jour se sont concentrées sur les UVB, qui semblent avoir un rôle plus important que les UVA dans la photo-immunosuppression. (148)

Le système lymphatique joue un rôle important dans la défense de l'organisme. Au niveau cutané, la lymphe transporte les antigènes et les cellules présentatrices d'antigène (cellules dendritiques dont les cellules de Langerhans font partie) de la peau jusqu'aux ganglions. Le système lymphatique participe ainsi au déclenchement des réponses immunitaires. (149)

Les mécanismes impliqués dans la photo-immunosuppression sont complexes et font intervenir :

- les cellules de Langerhans : les UVB diminuent le nombre de cellules de Langerhans (en induisant leur migration et leur apoptose) et réduisent leur capacité de présentation des antigènes aux lymphocytes T. Leur rôle de reconnaissance des substances étrangères est diminué ainsi que l'information transmise aux systèmes de défenses de l'organisme.
- les cytokines : les UV activent la production de différentes cytokines par les kératinocytes (interleukine 10, TNF-α, prostaglandines, histamine, ...)
- l'isomérisation de l'acide trans-urocanique en acide cis-urocanique aux propriétés immunosuppressives. (150)

En diminuant les défenses de l'organisme, l'exposition solaire peut augmenter le risque d'infection (ce qui permet de comprendre certaines pathologies estivales comme l'herpès) et diminuer l'efficacité des vaccins. (44, 148)

Il a également été démontré que le rayonnement solaire favorise les cancers de la peau en provoquant des lésions de l'ADN et en affaiblissant le système immunitaire (immunosuppression et tolérance cutanée). (44, 148)

c) Atteintes oculaires

Les UV provoquent des désagréments allant du simple œil rouge à des troubles plus sérieux : affections de la rétine, inflammations, apparition prématurée de la cataracte.

Ainsi, les rayons UV, à long terme, peuvent entraîner des lésions oculaires :

- ## La cataracte : (44, 151, 152, 153)

La cataracte correspond à l'opacification du cristallin ; c'est le principal dommage oculaire associé à l'exposition à l'UVB. (photo 57)

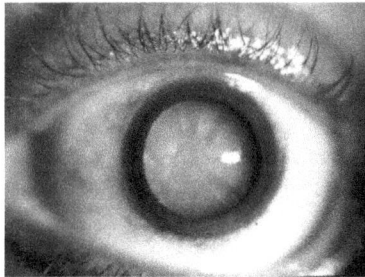

Photo 57: Cataracte (154)

L'opacification progressive du cristallin peut entraîner : (153)

- une vision floue ou voilée (symptômes les plus courants) (photo 58)
- des petites taches ou des points dans le champ de vision
- une diminution de l'acuité visuelle
- des phénomènes d'éblouissement
- une mauvaise perception des contrastes
- des difficultés à distinguer les reliefs et les couleurs
- une gêne pour lire ou pour regarder la télévision

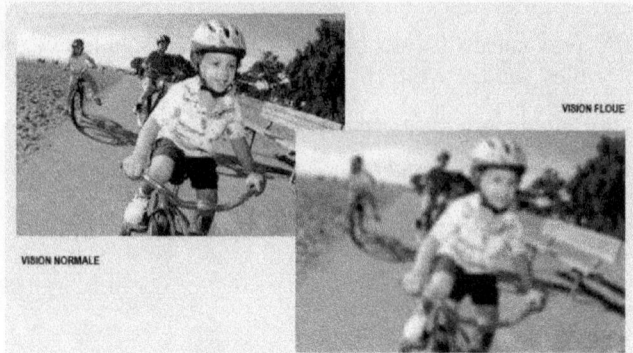

Photo 58 : Différence entre une photo vue par une personne ayant une vue
« normale » et la même photo vue par une personne souffrant de cataracte (153)

Elle est due à une dénaturation et une raréfaction des protéines du cristallin, qui entraîne l'accumulation de déchets dans les cellules et limite la circulation et le transport de l'eau, des ions et des métabolites au sein des tissus.

La maladie est le plus souvent liée à l'âge mais peut toutefois être congénitale chez l'enfant ou secondaire à un traumatisme oculaire, une inflammation, un diabète ou encore une rétinite pigmentaire chez l'adulte.
Aucune prévention efficace de la cataracte n'est connue pour le moment.
Toutefois, certains facteurs de risque sont connus : le tabagisme, l'abus d'alcool et l'exposition excessive aux rayonnements ultra-violets de la lumière solaire.
Le diabète sucré, l'hypertension artérielle, l'obésité ont été identifiées comme des facteurs de risque surajoutés. (151, 152)

Chaque année près de 16 millions de personnes dans le monde souffrent d'une cécité due à l'opacification du cristallin. Les estimations de l'OMS laissent à penser que jusqu'à 20 % des cataractes pourraient être dues à une surexposition aux UV et sont donc évitables. (148)

Au premier stade d'une cataracte, la vue peut être améliorée par le port de lunettes plus fortes ou par l'utilisation d'une lumière plus vive pour les activités comme la lecture. Toutefois, l'amélioration peut ne pas durer longtemps.
La cataracte se traite chirurgicalement par l'ablation du noyau du cristallin et la mise en place d'un implant permettant de restaurer la vision. (153)

• La dégénérescence maculaire liée à l'âge (DMLA) : (44, 152, 155, 156)

La DMLA est un vieillissement anormalement rapide et important de la partie centrale de la rétine, la macula. Cette zone transmet au cerveau les informations permettant d'interpréter l'image reçue.

Dans cette maladie, les cellules rétiniennes à l'origine de la transmission de l'information disparaissent progressivement, ce qui conduit à une cécité progressive débutant par le centre.

La DMLA représente 8,7% des causes de cécité.

L'origine précise de la DMLA n'est pas encore connue, mais on sait qu'un terrain génétique favorable est nécessaire à sa survenue.

Le principal facteur de risque est l'âge. Mais d'autres facteurs de risque sont incriminés : le tabagisme, l'influence génétique, le degré de pigmentation (risque plus important en cas d'iris clair), l'hypertension artérielle, un déséquilibre alimentaire mais aussi les ultraviolets.

L'insuffisance circulatoire, avec diminution du débit circulatoire de la région maculaire, joue également un rôle. (152)

La DMLA se présente sous deux formes : (155, 156)
► la forme « sèche » (ou atrophique) : atrophie de la macula
► la forme « humide » (ou exsudative), la plus grave : destruction de la macula par apparition de néo-vaisseaux sous-rétiniens, puis d'hémorragies et d'exsudats. Cette forme est souvent associée au risque de perte visuelle centrale bilatérale sévère.

Actuellement, les moyens de prévention et de traitement de la DMLA sont limités.

On ne dispose actuellement d'aucun traitement pour la forme sèche.

La forme humide peut bénéficier d'un traitement par photocoagulation au laser, soit directement, soit après injection intraveineuse de Visudyne® (vertéporfine) qui permet la destruction de certaines formes de néo-vaisseaux.

Plus récemment, des anti-VEGF sont injectés à l'intérieur de l'œil après anesthésie locale. Ce sont des médicaments qui empêchent la prolifération et le développement des néo-vaisseaux rétiniens. Ils peuvent améliorer la vision ou stabiliser la perte visuelle, à condition que le patient soit traité le plus tôt possible. (157)

Ces traitements peuvent être proposés à certains patients mais les résultats à long terme ne sont pas toujours satisfaisants.

Le dépistage précoce de la DMLA est donc fondamental. Il se fait à l'aide de la grille d'Amsler qui est un moyen très simple, beaucoup plus précoce que la baisse de vision, pour mettre en évidence certaines atteintes de la macula.

La perception de déformations de la grille est un signe d'atteinte de la rétine (figure 14).

Le test s'effectue un œil à la fois.

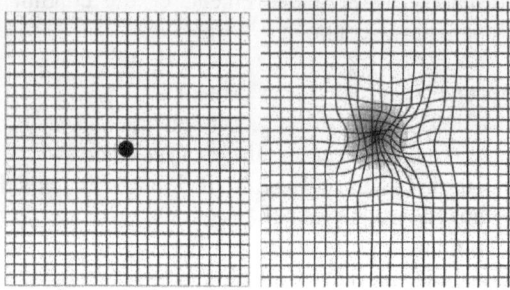

Figure 14 : Comparaison entre le quadrillage normal et le même quadrillage vu par une personne qui présente les premiers signes de DMLA (158)

• Tumeurs bénignes : (159)

L'apparition de ces lésions est favorisée par les irritations chroniques, la chaleur et l'exposition aux UV (lors d'activités de plein air, golf, bains de soleil, pêche, ski, …). (160)

Le ptérygion : (159)

Il s'agit d'une néoformation conjonctivale se présentant sous forme d'un repli de la conjonctive qui empiète sur la cornée (voile blanc). On décrit une tête adhérente à la cornée, et un corps qui s'étale sur la conjonctive, avec des vaisseaux convergeant vers la tête. (photo 59)

La progression du ptérygion est lente et fonction de certains facteurs favorisants : ultraviolets, vent, poussière et air sec.

Le ptérygion négligé continu à envahir la cornée finissant par cacher l'axe visuel responsable d'une vision très basse.

Le traitement du ptérygion est la chirurgie (greffe conjonctivale) qui n'est réservée qu'aux cas d'évolution rapide, aux cas causant une gêne considérable pour le patient (esthétique, inflammation), aux cas entraînant un astigmatisme et en cas de difficultés d'adaptation des lentilles de contact à cause du ptérygion. Sinon, l'observation est préconisée car le ptérygion est caractérisé par la fréquence des récidives.

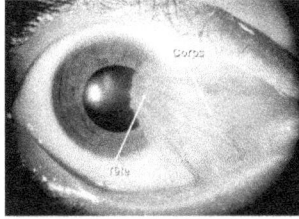
Photo 59: Ptérygion (159)

La pinguécula : (159)

Il s'agit d'une petite formation conjonctivale jaunâtre. Elle est généralement asymptomatique et serait due à l'exposition aux ultraviolets, à la poussière et au climat sec. (photo 60)
L'exérèse chirurgicale n'est indiquée qu'en cas de gêne esthétique ou lorsque la pinguécula entrave l'adaptation de lentilles de contact.

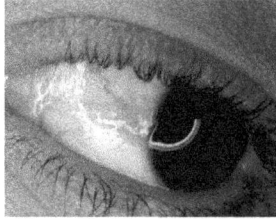
Photo 60 : Pinguécula (154)

La dermoïde du limbe : (159)

C'est une petite formation jaunâtre arrondie siégeant souvent au niveau temporal inférieur du limbe. (photo 61)
Les lésions plus grosses sont blanches, empiètent sur la cornée et peuvent entraîner un astigmatisme.
Le traitement est de nouveau chirurgical.

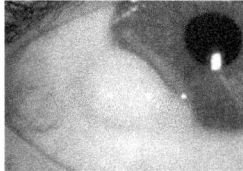
Photo 61 : Dermoïde du limbe (159)

Le dermolipome : (159)

C'est une formation sous-conjonctivale, jaunâtre qui apparaît au niveau de l'insertion du muscle droit latéral. (photo 62)
Il est composé essentiellement de graisse et adhère à la sclère.
Son traitement est chirurgical.

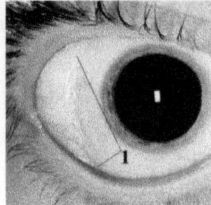

Photo 62 : Dermolipome (159)

Le kyste conjonctival : (159)

Peut être congénital ou acquis (post-traumatique ou post-chirurgical). Les kystes conjonctivaux acquis sont dus à l'implantation de l'épithélium dans le stroma dont les secrétions sont responsables de l'augmentation de volume du kyste. (photo 63)
L'exérèse complète permet la guérison.

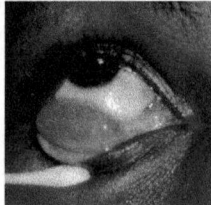

Photo 63 : Kyste conjonctival (159)

Le granulome pyogénique : (159)

C'est une lésion qui se développe souvent sur des inflammations conjonctivales comme le chalazion ou l'infection ou en post-chirurgical.
C'est une petite tuméfaction rougeâtre de la conjonctive. (photo 64)
Son traitement est chirurgical.

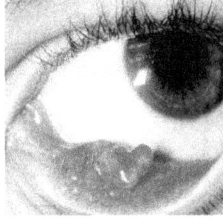

Photo 64 : Granulome pyogénique (159)

Le papillome conjonctival : (159)

C'est une lésion surélevée de la conjonctive rougeâtre caractérisée par un centre vasculaire d'où irradient des petits vaisseaux. (photo 65)
Elle peut être unique ou multiple (suggère l'infection par le papillomavirus humain).
Le traitement est l'excision de la lésion associée à une cryothérapie. Mais les récidives sont fréquentes, surtout chez l'enfant.

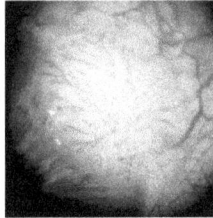

Photo 65: Papillome conjonctival (159)

• Tumeurs malignes : (159)

L'exposition aux UV est un facteur favorisant ces tumeurs.

Le carcinome in situ : (159)

C'est une prolifération maligne de la conjonctive mais qui reste limitée à l'épithélium conjonctival. La lésion siège au niveau du limbe, envahie souvent la cornée. Elle est translucide finement vascularisée. (photo 66)
La tumeur évolue lentement mais peut devenir invasive. Le traitement est l'exérèse associée à la cryothérapie pour éviter la récidive.

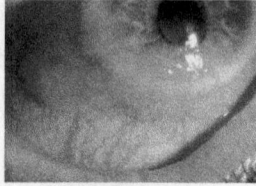

Photo 66 : Carcinome in situ (159)

Le carcinome épidermoïde : (159)

C'est une tumeur maligne capable d'envahissement locorégional et de métastases. Elle survient souvent sur un carcinome in situ. C'est une lésion charnue rosée et vascularisée, siégeant habituellement dans la conjonctive bulbaire, associée souvent à une adénopathie au niveau du pavillon de l'oreille. (photo 67)
Le diagnostic doit être fait précocement (biopsie), afin de pouvoir contrôler la tumeur chirurgicalement. Le traitement des formes évoluées est difficile et parfois mutilant.

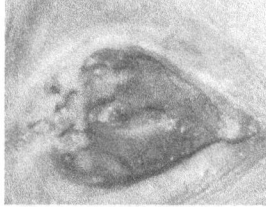

Photo 67: Carcinome épidermoïde (159)

Le mélanome conjonctival : (159)

Le mélanome conjonctival est une tumeur maligne souvent responsable de métastases. Il se développe habituellement sur des lésions. L'aspect clinique est très variable. Habituellement, c'est une tumeur pigmentée richement vascularisée, localisée souvent près du limbe. (photos 68 et 69)
Le traitement est l'ablation tumorale totale associée à la radiothérapie.

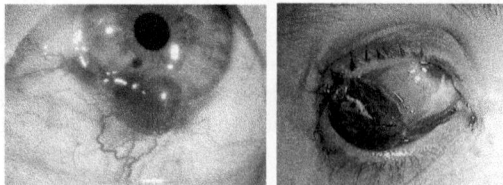

Photos 68 et 69: Mélanomes conjonctivaux (159)

Pour toutes ces atteintes oculaires, le traitement dépend de la taille et de l'étendue du cancer ainsi que de l'état de santé du patient. (160)
Il faut insister sur l'importante fréquence des récidives tumorales obligeant la mise en place d'un suivi au long cours. (161)

Les UV n'ont que des effets néfastes sur les yeux, d'où l'importance de porter des lunettes de soleil adaptées et de faire attention aux surfaces réfléchissant la lumière (le sable, l'eau, la neige, …).

d) Cancers cutanés

Le soleil est dangereux pour notre peau comme en témoigne la forte progression du nombre des cancers cutanés : le risque d'en développer un est aujourd'hui de 1 sur 100. (162)

Chaque année, 80 000 cancers de la peau sont diagnostiqués. Avec 9 780 nouveaux cas estimés en 2011, l'incidence des mélanomes (cancer de la peau le plus grave du fait de son potentiel métastatique) a plus que triplé entre 1980 et 2005. (163)
A partir des données du CépiDc (Centre d'épidémiologie sur les causes médicales de décès, l'Institut de veille sanitaire (InVS) estime que le mélanome cutané était responsable de 1 620 décès en France en 2011. Cette augmentation peut s'expliquer par un changement de comportement qui conduit à une plus grande exposition solaire et un recours de plus en plus fréquent aux UV artificiels. (163)

Le développement de cancers cutanés est attribué à 65% par les UVB et à 35% par les UVA. (164)
Les mécanismes d'action des UV sur le développement de cancers cutanés sont complexes et pas complètement élucidés.

On sait que l'irradiation UV entraîne de nombreuses perturbations responsables de la photocarcinogenèse (développement de cancers cutanés) : (44, 165, 166)
- altérations de l'ADN et des enzymes de réparation : elles corrigent constamment jusqu'au moment où le système est débordé ; alors, les mutations de l'ADN s'accumulent et la cellule peut devenir cancéreuse et se multiplier (167)
- production de radicaux libres oxygénés. Leur production excessive a une action délétère avec pour cible les protéines, l'ADN et les lipides membranaires. Les conséquences étant des ruptures membranaires, l'inactivation de récepteurs, le relargage de produits de peroxydation qui sont considérés comme mutagènes et cytotoxiques et la libération de médiateurs de l'inflammation
- induction d'un déficit immunitaire, comme nous l'avons vu précédemment.

Classification des principales tumeurs cutanées : figure 15 (168)

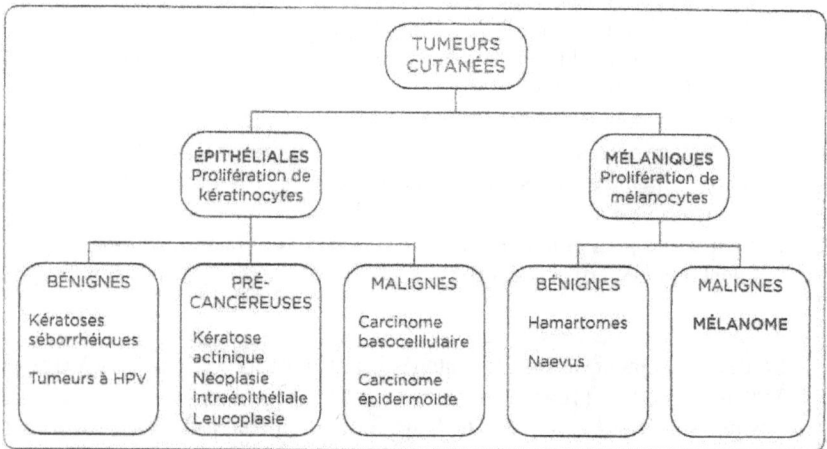

Figure 15 : Les différents types de tumeurs cutanées (168)

* Tumeurs épithéliales : Prolifération des kératinocytes (cellules superficielles de l'épiderme)

108

- Bénignes :

- Les kératoses séborrhéiques : (77, 169)

Elles sont fréquentes à partir de 50 ans.
Les lésions sont plates et jaunâtres au début, puis elles s'épaississent et deviennent progressivement plus foncées, de brun à noir.
Chaque lésion est nettement délimitée, leur surface verruqueuse se recouvre progressivement d'un enduit squamo-kératosique gras. La taille des lésions est très variable de quelques millimètres à plusieurs centimètres mais excède rarement 1 cm.

Elles sont généralement situées sur le visage, les oreilles, le cuir chevelu ou sur le tronc (photos 70 et 71).

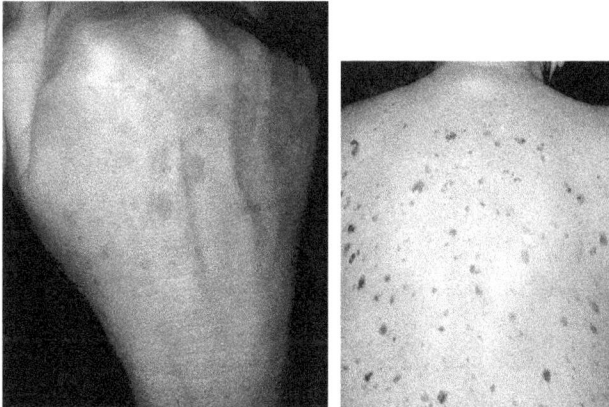

Photos 70 et 71 : Deux cas de kératoses séborrhéiques multiples (170 et 171)

L'étiologie n'est pas connue, mais il existe une corrélation avec l'exposition chronique au soleil. Il y a également une tendance héréditaire.

Le traitement est, le plus souvent, dicté par une contrainte esthétique. Les lésions symptomatiques peuvent être traitées par curetage ou cryothérapie à l'azote liquide. Le traitement chirurgical (exérèse) n'est recommandé qu'en cas de doute diagnostique, notamment avec un mélanome, en cas de croissance rapide ou d'aspect atypique.

- Tumeurs à Papillomavirus humain (HPV) (77) :

Regroupe les verrues (photo 72) et condylomes (verrues ano-génitales)

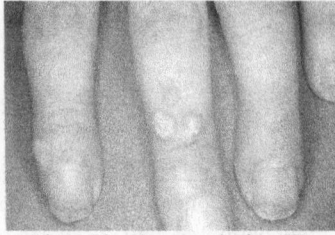
Photo 72 : Verrue vulgaire (77)

Elles s'observent essentiellement chez les enfants et les personnes immunodéprimées. Elles sont dues au virus du papillome humain.

Il existe différents traitements en fonction du type et de la localisation des verrues (cryothérapie par azote liquide, application d'acide salicylique, exérèse chirurgicale).

L'exposition solaire n'intervient pas dans l'apparition de ce type de lésions.
- Pré-cancéreuses : (77, 133)

  - Kératoses actiniques : (104, 172)

Elles sont caractérisées par un érythème rosé et des lésions crouteuses érythémateuses sur des zones photoexposées (visage, oreilles, dos des mains, avant-bras et cuir chevelu en cas d'alopécie) (photos 73 et 74).

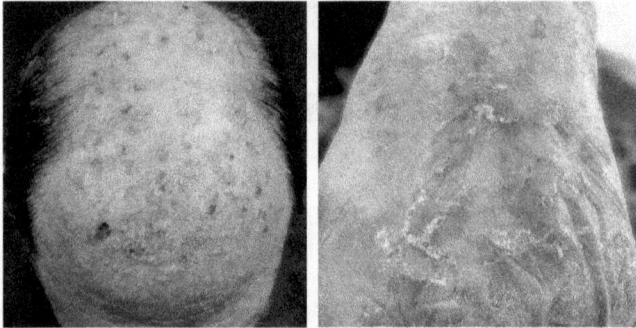
Photos 73 et 74: Kératoses actiniques (104 et 173)

Ces lésions sont traitées par cryothérapie à l'azote liquide ou 5-fluoro-uracile (Efudix® : cytotoxique local).

  - Néoplasies intraépithéliales :

    ▪ Maladie de Bowen : la lésion a l'aspect d'une plaque circulaire rouge sombre recouverte de petites croûtes (photo 75). Elle

110

s'élargie progressivement. Les causes favorisantes sont l'irradiation solaire, mais aussi l'intoxication aux dérivés de l'arsenic ou le virus du papillome humain (HPV) dans un contexte d'immunodépression.

Le traitement de choix reste l'exérèse chirurgicale précoce et complète, confirmée par l'examen histologique de la ou des lésions de maladie de Bowen compte tenu de son potentiel évolutif en carcinome spinocellulaire.

On peut également utiliser la cryothérapie, la radiothérapie ou encore le curetage ; le choix se fera en fonction du type de lésion, du siège, de son évolution, de l'extension et du terrain. (174)

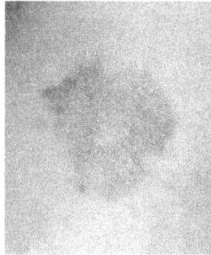

Photo 75 : Maladie de Bowen (77)

- Leucoplasies : lésion, prenant parfois l'aspect d'une tache de couleur blanchâtre (crémeuse), qui se développe dans la bouche (photo 76) et sur les lèvres en réponse à une irritation chronique comme le tabac (peut aussi apparaître au niveau de l'appareil génital mais la cause est inconnue).

  Le traitement repose sur l'exérèse chirurgicale ou la cryothérapie.

  L'exposition solaire n'intervient pas dans l'apparition de ce type de lésions. (175)

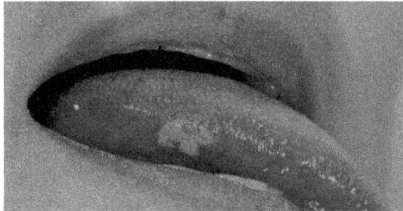

Photo 76: Leucoplasie (176)

- Malignes (77, 94, 133, 172)

Les carcinomes représentent 90 à 95% des cancers cutanés.

Il existe deux types de carcinomes cutanés :

- Carcinomes basocellulaires (177)

Les carcinomes basocellulaires sont les plus fréquents des cancers cutanés (60%), en particulier chez les sujets à peau claire, mais ce sont les moins graves car leur évolution est lente et leur développement reste localisé. (44) Ce type de carcinome se développe à partir des cellules de la couche la plus profonde de l'épiderme (la couche basale).
Les lésions sont généralement perlées. Les papules ou nodules sont arrondis et translucides avec des télangiectasies (dilatation de petits vaisseaux sanguins visibles à l'œil nu). Ils s'agrandissent petit à petit et siègent presque toujours sur les parties découvertes du corps, notamment le visage et le cou.

Il existe différentes formes cliniques : (177)
- nodulaire : forme la plus fréquente (photos 76 et 77)
- superficielle : macule érythémateuse et squameuse, bordée de perles parfois à peine visibles
- sclérodermiforme : cicatrice blanchâtre, mal délimitée
- *ulcus rodens* ou ulcérée : non perlé ; ulcération excessive d'emblée (au niveau du nez et des ailes du nez)
- tatouée ou pigmenté: pigmentation hétérogène

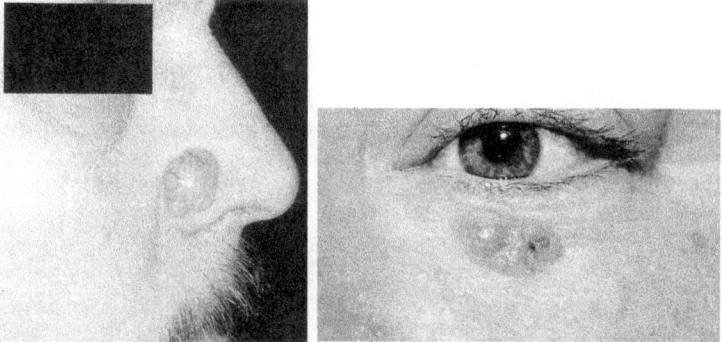

Photos 76 et 77 : Carcinomes basocellulaires nodulaires (77, 132)

Le carcinome basocellulaire ne métastase jamais ; son pronostic est donc purement local. L'exérèse chirurgicale suffit généralement à guérir ce cancer mais celle-ci doit être suffisamment large pour mettre le patient à l'abri d'une récidive. (162)

- Carcinomes épidermoïdes ou spinocellulaires

Ils sont moins fréquents que les carcinomes basocellulaires (30% des cancers cutanés). (44)
Il se présente sous forme d'une croûte qui bourgeonne et peut saigner. (photos 78 et 79)
Ce type de carcinome se développe à partir des cellules localisées au niveau des couches plus superficielles de l'épiderme, contrairement au carcinome basocellulaire.

On les rencontre le plus souvent chez les personnes travaillant en extérieur (exposition chronique aux UV).

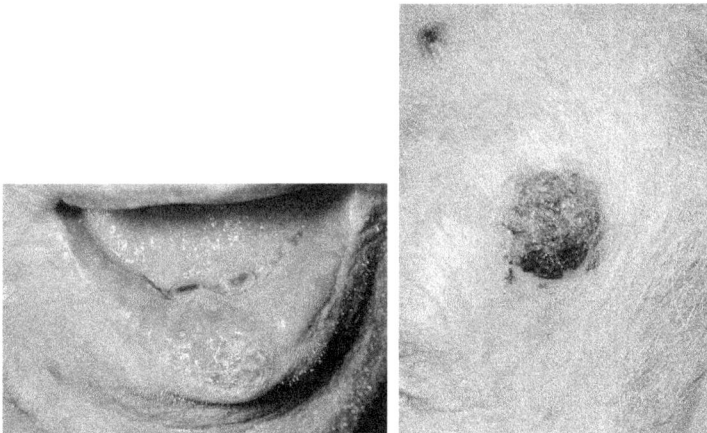

Photos 78 et 79: Carcinomes épidermoïdes (77)

Ils se développent souvent sur des lésions précancéreuses (kératoses actiniques), mais peuvent également apparaître sur des cicatrices de brûlure ou des plaies chroniques.
Ce type de carcinome est plus agressif que le basocellulaire car il est susceptible d'envahir les ganglions lymphatiques et de se disséminer dans d'autres organes. (44, 172) Toutefois, ces cancers sont facilement guérissables, dans la plupart des cas, par exérèse chirurgicale (plus large que pour les carcinomes basocellulaires) et radiothérapie. (77)

Le principal facteur de risque des tumeurs cutanées épithéliales est l'exposition solaire chronique sans photoprotection adaptée. (172)

* <u>Tumeurs mélaniques</u> : Prolifération des mélanocytes (cellules qui fabriquent la mélanine et sont situés dans la partie profonde de l'épiderme)

- <u>Bénignes</u> : Les nævi (77, 178, 179, 180)

Il s'agit de tumeurs bénignes mélanocytaires. Les nævi (ou grains de beauté) apparaissent progressivement dans l'enfance. Leur nombre est fonction de l'intensité des expositions solaires excessives (sans photoprotection adaptée).

La lésion est en général papuleuse, symétrique, à bords réguliers, de pigmentation homogène et de diamètre inférieur à 6mm.

Il existe différentes aspects cliniques : tache plane presque sans relief (photo 80), tumeur en relief à surface régulière ou polypoïde (framboisiforme : photo 81), tuméfaction rosée hémisphérique siégeant sur le visage.

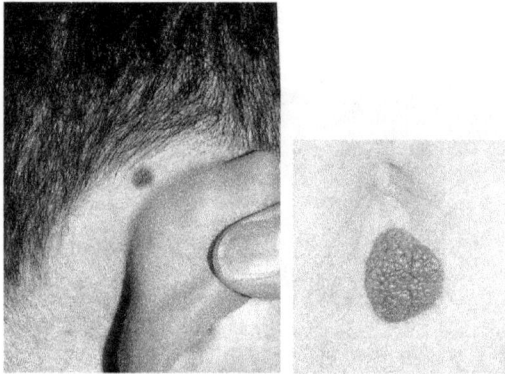

Photos 80 et 81 : Nævi (132) et (77)

<u>Cas particuliers</u> :
- nævus bleu : lésion bleue car à localisation dermique
- nævus de Sutton : apparition d'un halo dépigmenté autour du nævus
- nævus de Spitz : nodule de couleur rosée ou marron, histologie proche du mélanome
- nævus atypique : asymétrique, bords irréguliers, couleur hétérogène, diamètre supérieur à 6mm ; pose un problème de diagnostic différentiel avec le mélanome nécessitant souvent l'exérèse

Le traitement va de l'abstention à l'exérèse complète avec examen anatomoclinique en cas de suspicion de mélanome.

<u>Cas particulier du nævus congénital</u> : (77)

Pour cette forme de nævus, l'exposition solaire n'intervient pas. En effet, ce type de tumeur est dû à la différenciation des mélanocytes précocement lors de l'embryogenèse. Il est donc présent à la naissance (photos 82 et 83).

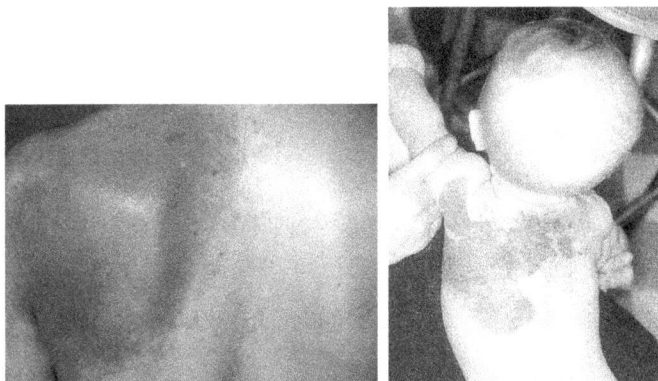

Photos 82 et 83 : Nævi congénitaux (59) et (77)

Les nævi présents à la naissance comportent, contrairement aux nævi acquis, un risque de dégénérescence relativement élevé. Ce risque, ainsi que le souci esthétique, justifient des exérèses précoces, dès les premiers mois de vie. Plusieurs interventions sont en général nécessaires. (77)

La plupart des mélanomes ne naissent pas à partir d'un nævus. (104, 180)
Il y a un grand nombre de nævi chez chaque individu (de 5 à plus de 100) et seulement un individu sur 10 000 développe un mélanome chaque année. (181)
Cependant, le risque de développer un mélanome sur un nævus est augmenté chez les personnes présentant un grand nombre de nævi atypiques (ceux-ci doivent être surveillés) ou un nævus congénital.

- Malignes : Les mélanomes (94, 133, 172, 178, 182, 183, 184, 185)

Le mélanome est le moins courant des cancers de la peau (5 à 10%), mais le plus grave, du fait de son potentiel de dissémination métastatique. (44) L'âge moyen au diagnostic est estimé en 2005 à 60 ans chez l'homme et 58 ans chez la femme, mais il peut toucher des personnes de tous âges, notamment des jeunes. (186)

En revanche, il est rare chez les enfants, car ce cancer met généralement plusieurs années avant de se manifester.

Il se traduit, soit par l'apparition d'une petite tache pigmentée sur la peau saine soit par la modification d'un grain de beauté qui change de couleur et/ou d'aspect, ou dont les bords deviennent irréguliers, ou par l'apparition d'une tache noire (photos 84 et 85).

Il peut apparaître à n'importe quel endroit du corps mais touche principalement les parties du corps le plus souvent découvertes (bras, avant-bras, sommet du crâne pour l'homme, jambes pour la femme).

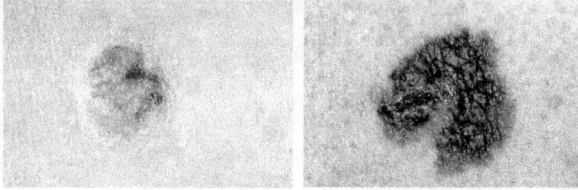

Photos 84 et 85: Mélanomes (12) et (45)

Le principal problème est de faire la différence entre un grain de beauté et un mélanome. Pour cela, il existe une règle simple : **la règle ABCDE**, qui permet de mémoriser les signes d'alerte (figure 16) (172, 178, 179).

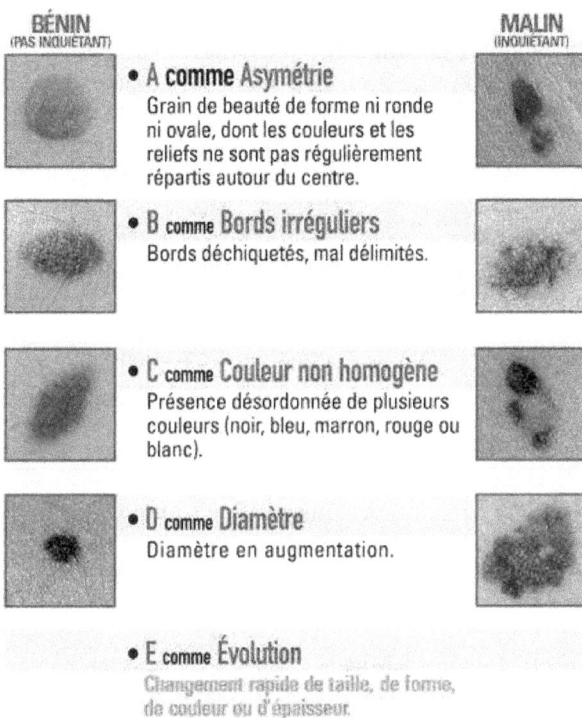

BÉNIN
(PAS INQUIÉTANT)

MALIN
(INQUIÉTANT)

• A comme Asymétrie

Grain de beauté de forme ni ronde ni ovale, dont les couleurs et les reliefs ne sont pas régulièrement répartis autour du centre.

• B comme Bords irréguliers

Bords déchiquetés, mal délimités.

• C comme Couleur non homogène

Présence désordonnée de plusieurs couleurs (noir, bleu, marron, rouge ou blanc).

• D comme Diamètre

Diamètre en augmentation.

• E comme Évolution

Changement rapide de taille, de forme, de couleur ou d'épaisseur.

Figure 16: La règle ABCDE (187)

La présence d'un ou plusieurs de ces signes ne signifie pas forcément la présence d'un mélanome mais justifie de demander un avis médical sans attendre.

L'AJCC (American Joint Committee on Cancer) a créé une classification dite « TNM » qui permet de relier l'épaisseur de la tumeur, le nombre de ganglions envahis et la présence ou non de métastase à un stade clinique universel. (annexe 6) (188)

Pour tous ces cancers de la peau, la chirurgie est le geste thérapeutique essentiel, parfois suffisant (carcinomes basocellulaires ou spinocellulaires). La radiothérapie peut éventuellement se substituer à la chirurgie quand celle-ci est impossible ou insuffisante en raison du siège de la lésion. Quant aux autres traitements, chimiothérapie et immunothérapie notamment, ils s'appliquent aux mélanomes quand la lésion est profonde avec des risques de métastases. (annexe 7 : Les principales possibilités de traitements selon le stade du mélanome au moment du diagnostic) (189)

Le pronostic d'un mélanome dépend de différents facteurs : (168, 172, 190)
- Le sexe : meilleur pronostic chez la femme
- L'âge : le pronostic décroit avec l'âge (après 45 ans)
- Le siège : le pronostic est meilleur quand le mélanome se situe sur un membre, le tronc, les extrémités que lorsqu'il se situe sur la tête, le cou ou les muqueuses
- L'envahissement des ganglions et les métastases sont de mauvais pronostic
- L'indice de Breslow : il correspond à l'épaisseur maximale de la tumeur. Il détermine les marges lors de la reprise chirurgicale, le traitement, la surveillance, la survie et le risque de récidive.

L'exposition solaire excessive (surtout les expositions intenses, et durant l'enfance) est le facteur essentiel responsable du développement du mélanome, particulièrement chez les sujets à peau claire qui présentent de nombreux nævi. Les autres facteurs de risques étant les antécédents familiaux (10% des mélanomes surviennent dans un contexte de mélanome familial, défini par au moins deux mélanomes sur trois générations) (94) et personnels de mélanome ou de nævi atypiques, le nombre (plus de 50) et la taille (supérieure à 5 mm) des nævi, les nævi congénitaux et le nombre de nævi atypiques (supérieur à 5). (178)

Ainsi, en fonction du rayonnement UV reçu par la peau, de son intensité ainsi que de sa durée, on aboutit à différents effets secondaires néfastes, allant du coup de soleil au cancer cutané. C'est pour ces raisons que l'institut national du cancer, l'InVs, la ligue contre le cancer, l'INPES et bien d'autres lancent des campagnes de communication ainsi que des dépliants alertant sur les risques du soleil et rappelant les précautions à prendre en cas d'exposition solaire. (annexe 8) (191)

CONCLUSION

Le but de ma thèse a été de détailler les effets bénéfiques et les applications thérapeutiques possibles des rayonnements solaires mais aussi de rappeler tous ces effets néfastes à court à long terme.

Tous les ans à l'approche de l'été, de nombreuses campagnes publicitaires se mettent en place afin de rappeler les précautions à prendre face au soleil (moyens de protection (vêtements, crèmes solaires), horaires d'exposition, vulnérabilité des plus jeunes, conseils).

Le pharmacien doit s'y associer car il est le seul intermédiaire entre le produit et le consommateur, il doit savoir conseiller les produits adaptés en fonction de l'âge, du phototype et éventuellement des photodermatoses de chaque individu, et donner les conseils associés.

Ce qu'il faut retenir : les expositions solaires doivent se faire de façon raisonnable et avec des moyens de protections adaptés et ce, tout au long de la vie.

BIBLIOGRAPHIE

1. M.F. Avril *et al.* Soleil et peaux : bénéfices, risques et prévention. Editions Masson. 2002

2. Site du Commissariat à l'énergie atomique et aux énergies alternatives
   Adresse URL : http://www.cea.fr/jeunes/themes/les-energies-renouvelables/le-soleil/voyage-au-centre-du-soleil-partie-2
   Consulté en septembre 2012

3. R. Santus, P. Molière, L. Dubertret. Ozone, sun, cancer : molecular and cellular mechanisms, prevention. Editions INSERM. 1995 ; 12-25

4. IARC Monographs on the Evaluation of Carcinogenic Risks to Humans. Solar and Ultraviolet Radiation.International Agency for Research on Cancer. 1992 ; 55 : 1-316

5. Rayonnement ultraviolet et santé : Aide-mémoire N° 305. Organisation Mondiale de la Santé, décembre 2009.
   Adresse URL :
   http://www.who.int/mediacentre/factsheets/fs305/fr/index.html
   Consulté en juillet 2012

6. Agence Régionale de l'Environnement de Haute-Normandie. Dossier Ozone, novembre 2003
   Adresse URL : http://www.arehn.asso.fr/dossiers/ozone/ozone.html
   Consulté en juillet 2012

7. L. Richard. Vitamine D. Cahier de formation Biologie Médicale numéro 38. 2007 ; 40-48

8. La vitamine D
   Adresse URL :
   http://www.pharmacorama.com/Rubriques/Output/Calcemie4.php
   Consulté en juillet 2012

9. F. Paillard. Vitamine D et PTH. Cahier de formation Biologie Médicale numéro 38. 2007 ; 207-208

10. D.D. Bikle *et al*. Vitamin D : Production, Metabolism, and Mechanism of Action. 2009
   Adresse URL :
   http://www.endotext.org/parathyroid/parathyroid3/parathyroidframe3.htm
   Consulté en août 2012

11. A. Gomez-Brouchet. Remodelage osseux : aspects biologiques et moléculaires Service d'Anatomie et Cytologie Pathologiques, CHU Rangueil, Toulouse.
   Adresse URL : www.medecine.ups-tlse.fr/pcem2/physiologie/doc/remodelage.doc
   Consulté en septembre 2012

12. P. Vabres. Vitamine D et soleil : risques et bénéfices chez l'enfant. Annales de Dermatologie et de Vénéréologie. 2007 ; 134 : 14-17

13. Rôle de la vitamine D dans la fixation du calcium sur l'os
   Adresse URL : http://www.medicopedia.net/term/11846,1,xhtml
   Consulté en septembre 2012

14. M.F. Holick, T.C. Chen. Vitamin D deficiency : a worldwide problem with health consequences. The American Journal of Clinical Nutrition. 2008 ; 87 (4) : 1080S-1086S

15. P.O Lang. Le rôle immunomodulateur de la vitamine D : quelle est sa place dans les défenses anti-infectieuses ? NPG Neurologie - Psychiatrie - Gériatrie. 2013 ; 13 (74) : 71-78

16. P.O. Lang. La vitamine D : effets de son déficit et de sa supplémentation sur l'incidence des infections. NPG Neurologie - Psychiatrie - Gériatrie. 2013 ; 13 (74) : 79-88

17. W.B. Grant. Ce que nous avons appris sur les effets bénéfiques de la vitamine D en 2012. NPG Neurologie - Psychiatrie – Gériatrie. 2013 ; 13 (74) : 89-95

18. Vitamine D. ANSES. 2013
   Adresse URL : http://www.anses.fr/fr/content/vitamine-d
   Consulté en février 2013

19. M. Vidailhet *et al*. Vitamin D : Still a topical matter in children and adolescents. A position paper by the Committee on Nutrition of the French Society of Paediatrics. Archives de Pédiatrie 2012 ; 19 : 316-428

20. P.O. Lang. Supplémentation en vitamine D : pourquoi ? Comment ? Qui ? Et avec quoi ? NPG Neurologie - Psychiatrie – Gériatrie. 2013 ; 13 (63) : 63-70

21. M.T. Leccia. Peau, soleil et vitamine D : réalités et controverses. Annales de Dermatologie et de Vénéréologie. 2013 ; 140 (3) : 176-182

22. M. Vernay *et al*. Statut en vitamine D de la population adulte en France : l'Étude nationale nutrition santé (ENNS, 2006-2007)

23. Photo du Stérogyl® gouttes
Adresse URL : http://www.db-pharma.com/fiche.cfm?id=25
Consulté en février 2013

24. Photo du Stérogyl® ampoule
Adresse URL : http://www.db-pharma.com/fiche.cfm?id=23
Consulté en février 2013

25. Photo de l'Uvestérol D
Adresse URL :
http://www.prixing.fr/products/2408574-uvesterol-d-1500ul-ml
Consulté en février 2013

26. Photo de l'Uvestérol ADEC
Adresse URL : http://notre-ptit-tetard.skyrock.com/3019360901-posted-on-2011-07-26.html
Consulté en février 2013

27. Photo de la vitamine D3 BON®
Adresse URL :
http://www.pharmabolix.com/VITAMINE_D3_B.O.N
Consulté en février 2013

28. Photo de ZymaD®
Adresse URL : http://puericulture.sitefan.fr/2012/01/09/sitefan-de-vitamines-bien-avalees/zymad/
Consulté en février 2013

29. Photo l'Uvedose®
   Adresse URL :
   http://iletaitunfoie.canalblog.com/archives/2010/07/20/18649571.ht
   ml
   Consulté en février 2013

30. Photo de Fluostérol®
   Adresse URL :
   https://www.pharma-gdd.com/fr/p-fluosterol-solution-buvable-
   p4498.html
   Consulté en février 2013

31. Photo de ZymaDuo®
   Adresse URL :
   http://www.lamchame.com/forum/showthread.php/74922-Thanh-
   l%C3%BD-B%E1%BB%89m-Pamper-sx-t%E1%BA%A1i-
   %C4%90%E1%BB%A9c-size-5-%28-b%C3%A9-nh%C3%A0-
   m%C3%ACnh-tr%C3%AAn-9-kg-%C4%91%C3%A3-ok-
   r%E1%BB%93i%29-Thu%E1%BB%91c-ph%C3%A1p-
   x%E1%BB%8Bn
   Consulté en février 2013

32. Photo de Dédrogyl®
   Adresse URL : http://www.db-pharma.com/fiche.cfm?id=10
   Consulté en février 2013

33. Photo d'Un-Alfa® capsules
   Adresse URL :
   http://hoofd.mypharma.be/nl/default/1000351/Zoek%20op%20actief
   %20bestanddeel/A/Alfacalcidol.aspx
   Consulté en février 2013

34. Photo du Rocaltrol®
   Adresse URL :
   http://gregoire.mypharma.be/fr/Product/152940/0/ROCALTROL%2
   0CAPS%2030%20X%200,50%20MCG.aspx
   Consulté en février 2013

35. Syndicat nation des professionnels du bronzage en cabine. UV
   naturels ou en cabine. 2010
   Adresse URL :
   http://admin.decideur.com/base/communiques/0_com_pdf_16627554
   11285940793996.pdf
   Consulté en février 2013

36. S. Blank, K.S. Scanlon *et al.* An outbreak of hypervitaminosis D accociated with the overfortification of milk from a home-delivery diary. American Journal of Public Health. 1995 ; 85: 656-659

37. Comité scientifique de l'alimentation humaine. Opinion of the Scientific Committee on Food on the Tolerable Upper Intake Level of Vitamin D. 2002
Adresse URL : http://ec.europa.eu/food/fs/sc/scf/out157_en.pdf
Consulté en février 2013

38. M.F Holick. Vitamin D deficiency. New England Journal of Médecine. 2007 ; 357 : 266-281

39. Structure de la peau, Annales de dermatologie et de vénéréologie. 2005 ; 132 : 8S7- 8S32

40. J. Dubois. La peau. Editions Privat, 2007

41. Anatomie et fonctions de la peau
Adresse URL : http://www.galopin-fr.net/peau/peau1.htm
Consulté en février 2013

42. M.N. Estrade. Conseil en cosmétologie. Edition Rueil-Malmaison. 2006 ; 237

43. Pigmentation de la peau
Adresse URL : http://webpeda.ac-
montpellier.fr/wspc/ABCDORGA/Famille3/PIGM2.htm
Consulté en février 2013

44. Rayonnements ultraviolets : Etat des connaissances sur l'exposition et les risques sanitaires. Agence Française de Sécurité Sanitaire Environnementale (AFSSE). 2005
Adresse   URL   :
http://opac.invs.sante.fr/doc_num.php?explnum_id=5419
Consulté en février 2013

45. Collège des Enseignants en Dermatologie de France (CEDEF). La pigmentation cutanée. 2011
Adresse URL :
http://document.cedef.org/enseignement/cours_semiologie/CEDEF_
pigmentation_cutanee.pdf
Consulté en février 2013

46. D. Lambert. Phototypes et carnation. Annales de dermatologie et de vénéréologie. 2005 ; 134 : 4S12-4S13

47. Dossier Bronzage et effets sanitaires liés aux rayonnements ultraviolets. Le site santé du ministère des affaires sociales et de la santé. 2012
Adresse URL : http://www.sante.gouv.fr/bronzage-et-effets-sanitaires-lies-aux-rayonnements-ultraviolets.html
Consulté en février 2013

48. Les lits de bronzage artificiels : risques et recommandations. OMS. 2004
Adresse URL :
http://www.who.int/uv/publications/en/artificialtanningfrench.pdf
Consulté en février 2013

49. IARC Cancer Working Group on artificial ultraviolet (UV) light and skin cancer. The association of use of sunbeds with cuta-neous malignant melanoma and other skin cancers : A systematic review. International Journal of Cancer. 2007 ; 120 (5) : 1116-22

50. Décret de 1997 :
Adresse URL :
http://www.legifrance.gouv.fr/affichTexte.do?cidTexte=JORFTEXT 000000567033&fastPos=1&fastReqId=1151598478&categorieLien= cid&oldAction=rechTexte
Consulté en avril 2013

51. Circulaire de 2002 :
Adresse URL :
http://www.sante.gouv.fr/fichiers/bo/2002/02-40/a0403235.htm
Consulté en avril 2013

52. Les sources d'UV. Institut Français Soleil et Santé
Adresse URL :
http://www.ifss.fr/fr/les-sourcesuv/cabines-reglementation.html
Consulté en avril 2013

53. R. Vieth. Vitamin D supplementation, 25-hydroxyvitamin D concentrations and safety. American Journal of Clinical Nutrition, 1999 ; 69(5) : 842-56

54. J. Moan et al. Sunbeds as vitamin D sources. Photochemistry and Photobiology, 2009 ; 85 (6) : 1474-9

55. J.P. Borel. Biochimie dynamique. 1997 ; 791-794

56. Cours sur l'ictère proposé par la Collégiale des Universitaires en Hépato-Gastro-Entérologie (CDU-HGE) et Société Nationale Française de Gastro-Entérologie
Adresse URL : http://umvf.univ-nantes.fr/hepato-gastro-enterologie/enseignement/item320/site/html/1_1.html
Consulté en février 2013

57. Définition de l'ictère à bilirubine libre
Adresse URL : http://www.medicalorama.com/encyclopedie/14347
Consulté en février 2013

58. Définition de l'ictère du nouveau-né
Adresse URL : http://www.medicalorama.com/encyclopedie/14349
Consulté en février 2013

59. Définition d'un ictère. Larousse médical. Edition 2006
Adresse URL : http://www.larousse.fr/archives/medical/page/495
Accès en février 2013

60. S. Alcaydé. Ictère du nouveau-né. Formation médicale continue de l'hôpital Paule de Viguier à Toulouse. 2008
Adresse URL :
http://www.dufmcepp.ups-tlse.fr/app_scom/scom_fichier/repertoire/091008163849.pdf
Consulté en février 2013

61. F. Masson. Cours sur l'ictère du nouveau-né. 2011
Adresse URL :
http://ddata.over-blog.com/xxxyyy/1/68/86/15/Cours/ict-re-n-onatal.ppt
Consulté en février 2013

62. Jaundice in newborns. Paediatrics and Child Health. 1999 ; 4 (2) : 165–166

63. Les produits solaires. Le Moniteur des pharmacies, cahier II du n° 2628. 2006

64. La luminothérapie et les troubles du sommeil
   Adresse URL :
   http://www.luminotherapie-information.com/luminotherapie-et-
   troubles-du-sommeil.php
   Consulté en février 2013

65. Décision du 11 juillet 2007 interdisant, en application des articles L.
   5122-15, L. 5422-12, L. 5422-14 et R. 5122-23 à R. 5122-26 du code
   de la santé publique, la publicité pour un objet, appareil ou méthode
   présenté comme bénéfique pour la santé lorsqu'il n'est pas établi que
   ledit objet, appareil ou méthode possède les propriétés annoncées.
   Adresse URL :
   http://www.legifrance.gouv.fr/affichTexte.do?cidTexte=JORFTEXT
   000000280505&dateTexte=&categorieLien=id
   Consulté en avril 2013

66. C. Rastad, J. Ulfberg, P. Lindberg. Light room therapy effective in
   mild forms of seasonal affective disorder--a randomised controlled
   study. Journal of Affective Disorders, 2008 ; 108(3) : 291-296

67. K. Martiny, M. Lunde *et al*. Adjunctive bright light in non-seasonal
   major depression: results from clinician-rated depression scales. Acta
   Psychiatrica Scandinavica. 2005 ; 112(2) : 117-25

68. Luminothérapie
   Adresse URL :
   http://luminotherapie.comprendrechoisir.com/comprendre/seance-
   luminotherapie
   Consulté en février 2013

69. B.L. Parry. Jet lag : minimizing it's effects with critically timed bright
   light and melatonin administration. Journal of molecular microbiology
   and biotechnology. 2002 ; 4 (5) : 463-6

70. J.J. Gooley. Treatment of circadian rhythm sleep disorders with light.
   Annals, academy of medicine, Singapore. 2008 ; 37 (8) : 669-76

71. R.J. Cole, J.S. Smith, *et al*. Bright-light mask treatment of delayed
   sleep phase syndrome. Journal of biological rhythms. 2002 ; 17 (1) :
   89-101

72. L'ictère du nouveau-né
   Adresse URL :
   http://quesnel.stephan.free.fr/Ictere%20nouveau%20ne.doc
   Consulté en février 2013

73. L. Meunier. Photo-immunologie dans Photodermatologie :
   photobiologie cutanée, photoprotection et photothérapie. Editions
   Arnette. 2008 ; 6 : 49-55

74. Groupe d'études et de recherche en dermato-allergologie. Progrès en
   dermato-allergologie. John Libbey Eurotext. 2012. p.136

75. M.A. Bolzinger *et al*. La dermatite atopique : savoirs et expérience.
   Editions Arnette. 2006

76. D. Leroy. Dermatoses photo-aggravées dans Photodermatologie :
   photobiologie cutanée, photoprotection et photothérapie. Editions
   Arnette. 2008 ; 15 : 125-138

77. D. Wallach. Guide de dermatologie. Editions Masson. 2007

78. Association française du vitiligo
   Adresse URL : http://www.afvitiligo.com
   Consulté en février 2013

79. P. Thomas, F. Durand-Duc. Génophotodermatoses dans
   Photodermatologie : photobiologie cutanée, photoprotection et
   photothérapie. Editions Arnette. 2008 ; 14 : 117-124

80. Le vitiligo. Encyclopédie Orphanet Grand Public. 2006
   Adresse URL :
   https://www.orpha.net/data/patho/Pub/fr/Vitiligo-FRfrPub672.pdf
   Consulté en février 2013

81. J.C. Beani. Photothérapie UVB et puvathérapie. Thérapeutique
   dermatologique. 2012
   Adresse URL :
   http://www.therapeutique-dermatologique.org/spip.php?article1384
   Consulté en février 2013

82. Les traitements par la lumière. Le site d'information de la société française de dermatologie.
Adresse URL :
http://dermato-info.fr/article/Les_traitements_par_la_lumiere
Consulté en février 2013

83. M. Jeanmougin. Photothérapie et photochimiothérapie par ultraviolets. Encyclopédie médicale et chirurgicale. 1999 ; 98-930-A-10 : 16 p.

84. J.L. Schmutz. Traitements associés aux photothérapies dans Photodermatologie : photobiologie cutanée, photoprotection et photothérapie. Editions Arnette. 2008 ; 27 : 253-262

85. J.H. Saurat *et al.* Randomized double-blind multicenter study comparing acitretin-PUVA, etretinate-PUVA and placebo-PUVA in the treatment of severe psoriasis. Dermatologica. 1998 ; 177 : 218-224

86. J.L. Schmutz *et al.* Recommandations de la société française de photodermatologie pour la PUVAthérapie systémique dans le psoriasis vulgaire. Annales de dermatologie et de vénéréologie. 2000 ; 127 : 753-759

87. Photo d'un coup de soleil. Site Education de météofrance : Les effets des UV sur la santé
Adresse URL :
http://education.meteofrance.com/jsp/site/Portal.jsp?page_id=15402 &document_id=26077&portlet_id=84694
Consulté en mars 2013

88. C. Letawe *et al.* Réponses physiologiques à l'exposition solaire. Revue médicale de Liège. 2005 ; 60 (1) : 60-65

89. M. Démarchez. Le rayonnement solaire et la peau : définitions. 2012
Adresse URL : http://biologiedelapeau.fr/spip.php?article67
Consulté en mars 2013

90. Définition de crème solaire
Adresse URL :
http://www.techno-science.net/?onglet=glossaire&definition=8675
Consulté en mars 2013

91. Recommandations sur la protection solaire. AFSSAPS (appelée ANSM depuis juin 2011). juin 2005
Adresse URL :
http://ansm.sante.fr/var/ansm_site/storage/original/application/15004 3d59f843e22374b1dffb8e0bfe0.pdf
Consulté en mars 2013

92. I. Uhoda *et al.* Prévention des cancers cutanés par les crèmes de protection solaire. Revue médicale de Liège. 2002 ; 57 (8) : 505-508

93. A. Sommet. La thermoregulation. 2013
Adresse URL : http://biologiedelapeau.fr/spip.php?article75
Consulté en mars 2013

94. Les méfaits du soleil. Le Moniteur des pharmacies, cahier II du n° 2582. 2005

95. D. Tartary. Coup de chaleur. Cours de l'institut de formation en soins infirmiers. 2008
Adresse URL :
http://webcache.googleusercontent.com/search?q=cache:eQvd8AOq dowJ:pedro.weiss.free.fr/telechargement/2emeANNEE/fichiers-IFSI/DrTartary/CoupDeChaleur.ppt+&cd=1&hl=fr&ct=clnk&gl=fr
Consulté en mars 2013

96. A. Bouchama *et al.* Heat Stroke. The New England Journal of Medicine. 2002 ; 346 : 1978-1988

97. L'œil
Adresse URL :
http://lecerveau.mcgill.ca/flash/i/i_02/i_02_cr/i_02_cr_vis/i_02_cr_v is.html
Consulté en mars 2013

98. P. Dyevre, P. Mereau. Effets sur la santé de l'exposition professionnelle aux rayonnements ultraviolets. Documents pour le médecin du travail. Dossier médico-technique no 48. Institut National de Recherche et de Sécurité. 1994

99. Avis relatif aux lunettes de soleil pour les enfants. Commission de la sécurité des consommateurs. 2009
Adresse URL : http://www.securiteconso.org/avis-relatif-aux-lunettes-de-soleil-pour-les-enfants/
Consulté en mars 2013

100. Dossier « Sous le soleil »
Adresse URL : http://www.vision-plus.fr/le-saviez-vous.html
Consulté en mars 2013

101. Association française des albinismes
Adresse URL : http://www.genespoir.org
Consulté en avril 2013

102. Site de l'association d'aide aux enfants atteints de Xeroderma
pigmentosum en Tunisie
Adresse URL : http://www.xp-tunisie.org.tn/fr/maladie-06.html
Consulté en avril 2013

103. S Martin, J.L. Schmutz. Photodermatoses métaboliques dans
Photodermatologie : photobiologie cutanée, photoprotection et
photothérapie. Editions Arnette. 2008 ; 12 : 95-103

104. T.B. Fitzpatrick *et al*. Photosensibilité, dermatoses photo-induites et
dermatoses induites par les radiations ionisantes dans Atlas en couleurs
de dermatologie clinique. Flammarion Médecine-Sciences. 2007 ; 10 :
226-269

105. La porphyrie cutanée tardive
Adresse URL :
http://www.orpha.net/consor/cgi-
bin/OC_Exp.php?lng=FR&Expert=101330
Consulté en avril 2013

106. La protoporphyrie érythropoïétique
Adresse URL : http://www.porphyria-europe.com/01-for-
patients/fr/Erythropoietic-Protoporphyria.asp
Consulté en avril 2013

107. P.T. Pitche. Pellagre et érythèmes pellagroïdes. John Libbey Eurotext.
Cahier santé n° 3. 2005 ; 15 : 205-208

108. Photos de pellagre
Adresse URL : http://medecinetropicale.free.fr/malnutrition.html
Consulté en avril 2013

109. M.C. Marguery. Photosensibilisation : réactions phototoxique et
photoallergique, prinicpaux agents photosensibilisants dans
Photodermatologie : photobiologie cutanée, photoprotection et
photothérapie. Editions Arnette. 2008 ; 11 : 81-93

110. M.M. Crépy. Photosensibilisation, cancers cutanés et exposition professionnelle aux ultraviolets. Documents pour le médecin du travail. Fiche d'allergologie-dermatologie professionnelle no 69. Institut National de Recherche et de Sécurité. 2004
Adresse   URL   :
www.inrs.fr/default/dms/inrs/CataloguePapier/DMT/TI-TA-69/ta69.pdf
Consulté en avril 2013

111. M.C. Marguery. Photodermatoses médicamenteuses. Revue du praticien. 2000 ; 50 : 1315-1319

112. M. Jeanmougin. Photosensibilisation. Thérapeutique dermatologique. 2011
Adresse URL : http://www.therapeutique-dermatologique.org/spip.php?article1265#paragraphe-1
Consulté en avril 2013

113. Pictogrammes des différentes spécialités pharmaceutiques
Adresse URL : http://www.droitpharma.fr/4/specialites.htm
Consulté en avril 2013

114. H. Adamski. Lucites idiopathiques dans Photodermatologie : photobiologie cutanée, photoprotection et photothérapie. Editions Arnette. 2008 ; 13 : 105-115

115. M. Jeanmougin. Lucite estivale bénigne. Thérapeutique dermatologique. 2011.
Adresse URL :
http://www.therapeutique-dermatologique.org/spip.php?article1195
Consulté en avril 2013

116. Lucite polymorphe
Adresse URL :
http://www.dermis.net/dermisroot/fr/28869/diagnose.htm
Consulté en avril 2013

117. F. Leonard et al. Étude clinique de la cétirizine versus placebo dans le traitement préventif des lucites estivales bénignes. Nouvelles Dermatologiques, 1994 ; 13 : 354

118. Produits cosmétiques de protection solaire. Rapport de synthèse élaboré par le groupe de réflexion de l'Afssaps sur les produits de protection solaire. 2006
Adresse URL :
http://ansm.sante.fr/var/ansm_site/storage/original/application/87901 c558f6e84c37cd1e321fd958331.pdf
Consulté en avril 2013

119. Photo d'un urticaire solaire
Adresse URL :
http://www.atlasdedermatologieprofessionnelle.com/index.php/Rayo nnements_ultra-violets
Consulté en avril 2013

120. Photos d'un Hydroa Vacciniforme
Adresse URL :
http://www.dermis.net/dermisroot/fr/28784/diagnose.htm
Consulté en avril 2013

121. Photos d'un Hydroa Vacciniforme
Adresse URL :
http://www.dermis.net/dermisroot/fr/28784/diagnose.htm
Consulté en avril 2013

122. A. Zahaf. Hydroa vacciniforme. Thérapeutique dermatologique. 2009
Adresse URL : http://www.therapeutique-dermatologique.org/spip.php?article1154#paragraphe-2
Consulté en avril 2013

123. Photodermatose printanière juvénile
Adresse URL :
http://www.dermis.net/dermisroot/fr/43202/diagnose.htm
Consulté en avril 2013

124. Définition de la photodermatoses printanière juvénile. Larousse. 2006
Adresse URL : http://www.larousse.fr/archives/medical/page/765
Consulté en avril 2013

125. M.C. Marguery. Dermatite actinique chronique et photoprotection. Revue Française d'Allergologie et d'Immunologie Clinique. 2007 ; 47 : S36-40

126. A.S. Delepoulle. Fiche conseil : Acné, peaux à imperfection
Adresse URL : http://www.pharmaciedelepoulle.com/acne.htm
Consulté en mai 2013

127. L'acné. Le site d'information de la société française de dermatologie.
Adresse URL : http://dermato-info.fr/article/Acne
Consulté en mai 2013

128. Collège des Enseignants en Dermatologie de France (CEDEF). Item
232 : Dermatoses faciales: acné. Annales de dermatologie et de
vénéréologie. 2008 ; 135 (11) : F188-F192
Adresse URL : http://document.cedef.org/enseignement/em-
consulte/item_232_acne.pdf
Consulté en mai 2013

129. Les conseils peaux grasses. Laboratoire dermatologique Bioderma
Adresse URL : http://www.bioderma.com/fr/les-conseils-
dermatologiques/peaux-grasses/comment-naissent-les-imperfections-
cutanees.html
Consulté en mai 2013

130. L'acné. Le Moniteur des pharmacies, cahier II du n° 2981. 2013

131. T.B. Fitzpatrick et al. Maladies des glandes sébacées et apocrines dans
Atlas en couleurs de dermatologie clinique. Flammarion Médecine-
Sciences. 2007 ; 1 : 2-17

132. G. White. Atlas en couleurs de dermatologie. Editions Maloine. 2005

133. J.D. Wilkinson et al. Dermatologie pratique. Med'com. 2005

134. Traitement de l'acné par voie locale et générale. AFSSAPS. 2007
Adresse URL :
http://ansm.sante.fr/var/ansm_site/storage/original/application/f8a2a7
8ecb307240d64d20dfbe8a429b.pdf
Consulté en mai 2013

135. Le quotidien du médecin. Diane 35 : les agences nationales confortent
la position de l'EMA
Adresse URL :
http://www.lequotidiendumedecin.fr/actualite/sante-publique/diane-
35-les-agences-nationales-confortent-la-position-de-l-ema
Consulté en mai 2013

136. M.N. Delaby. Ce dont il faut se méfier quand on s'expose au soleil. Le figaro santé. 2012
Adresse URL : http://sante.lefigaro.fr/actualite/2012/07/19/18672-ce-dont-il-faut-se-mefier-quand-on-sexpose-soleil
Consulté en mai 2013

137. Dr P. Abimelec. Mélasma, taches sur le visage.
Adresse URL : http://www.abimelec.com/melasma.html
Consulté en mai 2013

138. Photo d'un mélasma
Adresse URL : http://www.dermatologia.cat/es/melasma.html
Consulté en mai 2013

139. Le lupus systémique. Le Moniteur des pharmacies, n° 2949. 2012

140. Lupus érythémateux systémique. HAS. 2010
Adresse URL :
http://www.has-sante.fr/portail/upload/docs/application/pdf/2010-03/ald_21_lap_lupus_web.pdf
Consulté en mai 2013

141. Photo de lentigo solaire
Adresse URL : http://www.skinsight.com/adult/solarLentigo.htm
Consulté en mai 2013

142. Définition du lentigo actinique.
Adresse URL : http://www.medicalorama.com/encyclopedie/595
Consulté en mai 2013

143. Dr P. Abimelec. Traitement des taches brunes au laser.
Adresse URL :
http://www.abimelec.com/traitement-tache-brune-laser.html
Consulté en mai 2013

144. Dr W. Barbe. Les taches brunes sur la peau
Adresse URL :
http://www.dr-barbe.com/les-mains/taches-brunes.html
Consulté en mai 2013

145. Se protéger du soleil. Le Moniteur des pharmacies, cahier II du n° 2884. 2011

146. P. Amblard et C. bédane. Le vieillissement solaire ou héliodermie dans Photodermatologie : photobiologie cutanée, photoprotection et photothérapie. Editions Arnette. 2008 ; 4 : 35-38

147. Le vieillissement cutané. Le Moniteur des pharmacies, cahier II du n° 2418. 2001

148. OMS. Dossier sur le rayonnement ultraviolet et le Programme INTERSUN :Les effets connus des UV sur la santé
Adresse URL : http://www.who.int/uv/faq/uvhealtfac/fr/index.html
Consulté en mai 2013

149. M. Skobe, M. Detmar. Structure, Function, and Molecular Control of the Skin Lymphatic System. Journal of Investigative Dermatology Symposium Proceedings 2000 ; 5 : 14-19

150. J.F. Nicolas, J. Thivolet. Immunodermatologie – séminaire 1998. John Libbey Eurotext. 1998. p.174

151. Inserm. Dossier sur la cataracte
Adresse URL : http://www.inserm.fr/thematiques/neurosciences-sciences-cognitives-neurologie-psychiatrie/dossiers-d-information/la-cataracte
Consulté en mai 2013

152. OMS. Dossier sur la prévention de la cécité et des déficiences visuelles : Maladies oculaires prioritaires
Adresse URL :
http://www.who.int/blindness/causes/priority/fr/index.html
Consulté en mai 2013

153. L'assurance maladie. La cataracte. 2013
Adresse URL :
http://www.ameli-sante.fr/cataracte/comprendre-la-cataracte.html
Consulté en mai 2013

154. Photos de pathologies oculaires
Adresse URL :
http://www.tedmontgomery.com/the_eye/eyephotos/index.html
Consulté en mai 2013

155. Organisation pour la Prévention de la Cécité. La dégénérescence maculaire liée à l'âge.
Adresse URL : http://opc.asso.fr/?La-degenerescence-maculaire-liee-a&lang=fr&gclid=CK6FuYuvrLcCFS7KtAod9zUA7Q
Consulté en mai 2013

156. Association des anciens de l'OMS. Nouvelles trimestrielles no 63. Janvier-mars 2006
Adresse URL : http://www.who.int/formerstaff/nt63.pdf
Consulté en mai 2013

157. S. Y. Cohen et al. Injections intra-vitréennes d'anti-VEGF pour la dégénérescence maculaire liée à l'âge exsudative : place des examens complémentaires dans les décisions de retraitement. Journal Français d'Ophtalmologie. 2007 ; 30 (4) 330-334

158. La grille d'Amsler
Adresse URL :
http://umvf.omsk-osma.ru/campus-ophtalmologie/poly/01300faq.htm
Consulté en mai 2013

159. Pr M. Lezrek. Les tumeurs de la conjonctive
Adresse URL :
http://ophtazone.no-ip.com/Pathologie/Surface/TumorConj.htm
Consulté en mai 2013

160. Conjunctival Squamous Cell Carcinoma
Adresse URL :
http://www.willseye.org/health-library/conjunctival-squamous-cell-carcinoma
Consulté en mai 2013

161. D. Acis et al. Carcinome épidermoïde conjonctival. À propos de quatre cas aux Antilles. Journal Français d'Ophtalmologie. 2008 ; 31 (5) : 533-537

162. La ligue contre le cancer
Adresse URL : http://www.ligue-cancer.net
Consulté en mai 2013

163. Communiqué : Augmentation des cancers de la peau "Comment les prévenir et les détecter plus tôt". Le site santé du ministère des affaires sociales et de la santé. 2012
Adresse URL :
http://www.sante.gouv.fr/augmentation-des-cancers-de-la-peau-comment-les-prevenir-et-les-detecter-plus-tot.html
Consulté en mai 2013

164. A. De Laat *et al*. Carcinogenesis induced by UVA (365-nm) radiation : the dose-time dependence of tumor formation in hairless mice. Carcinogenesis. 1997 ; 18 : 1013-1020

165. L. Dubertret. Soleil et santé. Éditions médicales internationales. 2006

166. M.T. Leccia. Photocarcinogenèse : carcinomes et mélanomes dans Photodermatologie : photobiologie cutanée, photoprotection et photothérapie. Editions Arnette. 2008 ; 5 : 39-48

167. Génotoxicité UVA-UVB : les systems de reparation dans Photodermatologie : photobiologie cutanée, photoprotection et photothérapie. Editions Arnette. 2008 ; 7 : 57-62

168. O. Dumitrescu, F. Reverdy *et al*. Maladies infectieuses – Dermatologie. Editions Rueil-Malmaison. 2012 : 167-179

169. A.C. Bursztejn. Kératoses séborrhéiques. Thérapeutique dermatologique. 2013
Adresse URL :
http://www.therapeutique-dermatologique.org/spip.php?article1176
Consulté en mai 2013

170. Photo de kératose séborrhéique
Adresse URL : http://dermatologie.free.fr/cas49rep.htm
Consulté en mai 2013

171. Photo de kératose séborrhéique
Adresse URL :
http://www.dermis.net/dermisroot/fr/21943/image.htm
Consulté en mai 2013

172. L. Polivka. Guide de survie de l'externe – Dermatologie, vénérologie. Editions Vernazobres-Grego. 2012 : 105-112

173. Photos de kératoses actiniques
Adresse URL : http://dermatologie.free.fr/cas69rep.htm
Consulté en mai 2013

174. N.G. Stavrianeas. Maladie de Bowen. Thérapeutique dermatologique.
2005
Adresse URL :
http://www.therapeutique-dermatologique.org/spip.php?article1039
Consulté en mai 2013

175. C. Renaud-Vilmer *et al*. Lésions blanches buccales. Thérapeutique
dermatologique. 2012
Adresse URL : http://www.therapeutique-
dermatologique.org/spip.php?article1187&var_recherche=leucoplasi
es
Consulté en mai 2013

176. Photo d'une leucoplasie
Adresse URL : http://www.uvp5.univ-paris5.fr/campus-
dermatologie/Path%20Bucal/erosionsetulcerations/Cours/0500ico.as
p
Consulté en mai 2013

177. T.B. Fitzpatrick *et al*. Carcinomes cutanés et états précancéreux dans
Atlas en couleurs de dermatologie clinique. Flammarion Médecine-
Sciences. 2007 ; 11 : 270-293

178. T.B. Fitzpatrick *et al*. Précurseurs des mélanomes malins et
mélanomes cutanés primitifs dans Atlas en couleurs de dermatologie
clinique. Flammarion Médecine-Sciences. 2007 ; 12 : 294-335

179. B. Guillot. Dépistage et cancers cutanés. Editions Springer. 2008

180. J.J. Grob. Prise en charge du nævus. Thérapeutique dermatologique.
2012
Adresse URL : http://www.therapeutique-
dermatologique.org/spip.php?article1231#ref3
Consulté en mai 2013

181. H. Tsao *et al*. The transformation rate of moles (melanocytic nevi)
into cutaneous melanoma : a population-based estimate. Archives of
dermatology. 2003, 139 : 282-288

182. Les mélanomes. Le Moniteur des pharmacies, cahier II du n° 254. 2004

183. M. Kvaskoff *et al*. Are some melanomas caused by artificial light ? Medical hypotheses. 2010 ; 75 (3) : 305-311

184. S. Gandini. Reviews on sun exposure and artificial light and melanoma. Progress in biophysics and molecular biology. 2011 ; 107 (3) : 362-366

185. Site Skin Cancer Foundation. Nævus dysplasiques et risque de mélanome.
Adresse URL :
http://www.skincancer.org/fr-FR/NAEVUS-DYSPLASIQUES
Consulté en mai 2013

186. A. Belot, P. Grosclaude, N. Bossard, E. Jougla *et al*, Cancer incidence and mortality in France over the period 1980-2005. Revue d'épidémiologique et de sante publique. 2008 ; 56 (3) : 159-175

187. Dépliant de l'institut national contre le cancer (InCa)
Adresse URL : www.e-cancer.fr/component/docman/doc_download/5101-depliant-sur-la-detection-precoce-du-melanome
Consulté en mai 2013

188. Classification TNM
Adresse URL : http://www.reseau-melanome-ouest.com/melanome/classification-du-melanome.html
Consulté en mai 2013

189. Institut National du Cancer. Dossier Mélanomes de la peau : Les traitements en fonction des stades.
Adresse URL :
http://www.e-cancer.fr/en/cancerinfo/les-cancers/melanomes-de-la-peau/les-traitements-selon-le-stade-de-la-maladie
Consulté en mai 2013

190. J.B. Monfort. Guide pratique de l'interne – Dermatologie. Editions Vernazobres-Grego. 2011 : 155-157

191. Institut National de Prévention et d'Education pour la Santé. Risques solaires : se protéger du soleil, c'est protéger sa vie
Adresse URL : http://www.prevention-soleil.fr/proteger-soleil.html
Consulté en mai 2013

192. Ordre national des pharmaciens. Soriatane®
Adresse URL :
http://www.meddispar.fr/Medicaments/SORIATANE-25-B-30
Consulté en mai 2013

193. ASNM. Lettre aux professionnels de santé : Soriatane® (acitrétine) : Informations importantes sur son bon usage et sa sécurité d'emploi
Adresse URL : http://ansm.sante.fr/S-informer/Informations-de-securite-Lettres-aux-professionnels-de-sante/Soriatane-acitretine-Informations-importantes-sur-son-bon-usage-et-sa-securite-d-emploi-Lettre-aux-professionnels-de-sante/%28language%29/fre-FR
Consulté en mai 2013

194. Ordre national des pharmaciens. Curacné®
Adresse URL : http://www.meddispar.fr/Medicaments/CURACNE-5-B-30/%28type%29/name/%28value%29/isotretinoine/%28cip%29/3400935812568#nav-buttons
Consulté en mai 2013

195. ANSM. Communiqué : Isotrétinoïne orale et carnet-patiente : Renforcement du Programme de Prévention des Grossesses, 2010
Adresse URL :
http://ansm.sante.fr/S-informer/Presse-Communiques-Points-presse/Isotretinoine-orale-et-carnet-patiente-Renforcement-du-Programme-de-Prevention-des-Grossesses-Communique
Consulté en mai 2013

141

ANNEXES

Annexe 1 : Surveillance pendant un traitement par acitrétine (192)

Surveillance spécifique pour les femmes en âge de procréer :

L'acitrétine est contre-indiquée chez la femme en âge de procréer sauf lorsque toutes les conditions suivantes, énoncées dans le « Programme de Prévention de la Grossesse » sont réunies:

- la patiente souffre de troubles sévères de la kératinisation résistants aux thérapeutiques habituelles
- elle doit être informée par le prescripteur des risques encourus en cas de survenue d'une grossesse au cours du traitement et au cours des 2 ans suivant son arrêt
- elle comprend l'importance du risque tératogène et la nécessité d'un suivi mensuel rigoureux
- elle comprend et consent à utiliser une contraception efficace sans interruption depuis au moins un mois avant le début du traitement, tout au long de celui-ci et pendant les 2 ans qui suivent l'arrêt du traitement. Cette contraception doit être mise en place chez toute femme susceptible de procréer, même si une infertilité ou une absence d'activité sexuelle sont déclarées
- elle doit être en mesure d'appliquer les mesures de contraception efficaces qui lui sont prescrites
- elle est informée et comprend les conséquences potentielles d'une éventuelle grossesse et la nécessité de consulter rapidement s'il existe un risque de grossesse
- elle comprend la nécessité et accepte de subir un test de grossesse avant l'initiation du traitement, pendant le traitement et aux dates convenues avec le médecin pendant les 2 ans qui suivent la fin du traitement
- elle reconnaît avoir compris les risques et les précautions nécessaires liés à l'utilisation d'acitrétine
- elle consent à ne pas consommer d'alcool pendant le traitement et pendant les deux mois qui suivent son arrêt. En effet, l'étrétinate, également tératogène, peut se former par ingestion concomitante d'acitrétine et d'alcool. Des précautions sont à prendre avec les aliments, les boissons ou les médicaments contenant de l'alcool

.

Depuis le 1er octobre 2012, les prescriptions et les délivrances d'acitrétine sont conditionnées par la présentation du carnet-patiente, après vérification des mentions obligatoires : (193)

- Les patientes doivent présenter leur carnet à chaque consultation et lors de chaque délivrance de médicament
- Le carnet-patiente comporte systématiquement la date et les résultats des tests de grossesses.
- Avant toute délivrance, les pharmaciens doivent s'assurer que le carnet-patiente mentionne la date du test de grossesse et que l'ordonnance date de moins de 7 jours. Ils ne doivent pas délivrer le médicament si ces conditions ne sont pas respectées.

Ces conditions concernent également les femmes qui déclarent n'avoir aucune activité sexuelle, sauf lorsque le prescripteur estime qu'il existe des raisons convaincantes indiquant l'absence de tout risque de grossesse.

Autre surveillance biologique applicable à tous les patients :

Les patients ne doivent pas effectuer de don de sang durant le traitement et durant les 2 ans qui suivent l'arrêt du traitement, en raison du risque potentiel pour le fœtus de la femme enceinte transfusée.

Chez les malades recevant de l'acitrétine, on procédera à une surveillance régulière des transaminases (avant traitement, tous les quinze jours au cours des deux premiers mois de traitement puis tous les trois mois). En cas de résultats supérieurs à la normale, un contrôle hebdomadaire sera réalisé. Si la fonction hépatique ne revient pas à la normale, le traitement par Soriatane doit être arrêté. Il est souhaitable de réaliser un bilan étiologique et de surveiller la fonction hépatique pendant au moins 3 mois.

Une surveillance régulière du cholestérol total et des triglycérides sériques est nécessaire : avant de débuter le traitement, un mois après le début du traitement puis tous les 3 mois.

Par mesure de prudence, une surveillance de la glycémie est recommandée chez les diabétiques traités par acitrétine en début de traitement.

Annexe 2 : Substances photosensibilisantes (65)

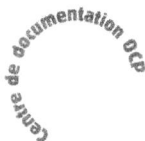

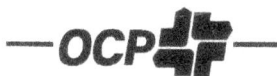

Les photosensibilisants

Supplément Hebdo doc · Février 2004

SUBSTANCES PHOTOSENSIBILISANTES

Voie systémique

Acépromazine	Enalapril	Lisinopril
Acéprométazine	Enoxacine	Loméfloxacine
Acide alendronique	Esoméprazole	Lymécycline
Acide nalidixique	Ethinylestradiol	Méloxicam
Acide niflumique	Fénofibrate	Méquitazine
Acide pipémidique	Fluméquine	Métacycline
Acide tiaprofénique	Fluorescéine	Méthotrexate
Acitrétine	Fluorouracil	5-Méthoxypsoralène
Alimémazine	Fluphénazine	8-Méthoxypsoralène
Amiodarone	Flutamide	Métronidazole
Azithromycine	Fluvoxamine	Métoprolol
Bexarotène	Furosémide	Minocycline
Bézafibrate	Ganciclovir	Moexipril
Captopril	Gemfibrozil	Morniflumate
Carbamazépine	Glibenclamide	Moxifloxacine
Célécoxib	Glimépiride	Nabumétone
Chlorpromazine	Glipizide	Nifédipine
Chlortalidone	Griséofulvine	Naproxène
Ciprofibrate	Hématoporphyrine	Norfloxacine
Ciprofloxacine	Hydroxychloroquine	Noscapine
Clofazimine	Hydrochlorothiazide	Ofloxacine
Chloroquinine	Hydroquinidine	Olanzapine
Cyamémazine	Imatinib	Olsalazine
Dapsone	Indométacine	Oxomémazine
Déméclocycline	Isothipendyl	Oxytétracycline
Diclofénac	Isotrétinoïne	Péfloxacine
Diltiazem	Kétoprofène	Peginterféron alfa 2A
Diflunisal	Lévofloxacine	Peginterféron alfa 2B
Doxycycline	Lévomépromazine	Pentostatine

145

SUBSTANCES PHOTOSENSIBILISANTES
(suite et fin)

Voie systémique (suite)

Périciazine	Quinine	Thioridazine
Perphénazine	Ribavirine	Triamtérène
Phénylbutazone	Simvastatine	Valaciclovir
Pipotiazine	Sulfadiazine	Vardénafil
Pirétanide	Sulfafurazole	Vertéporfine
Piroxicam	Sulfaméthizol	Vinblastine
Procyanidol de pépin de raisin	Sulindac	Voriconazole
Prométhazine	Tacrolimus	
Propériciazine	Tégafur	
Quinapril	Tétracycline	

Liste non exhaustive

Voie locale

Acide para-aminobenzoïque (PABA)	Homosalate [1]	Octylsalicylate [1]
Adapalène	Isoamylparaméthoxycinnamate [1]	Oxybenzone [1]
Aescine	Isopropylbenzylsalicylate [1]	Padimate O [1]
Alcool	Isopropyldibenzoylméthane [1]	Piroxicam
Baume du pérou	Isothipendyl	Sulfacétamide sodique
Benzoyle peroxyde	Isotrétinoïne	Sulfadiazine
Butyl-méthoxydibenzoylméthane [1]	Kétoprofène	Sulisobenzone [1]
Chlorproéthazine	Méquinol	Tacrolimus
Chlortétracycline	8-Méthoxypsoralène	Tazarotène
Diphenhydramine	Méthylbenzylidène camphre [1]	Tiratricol
Eosine	Métronidazole	Trétinoïne
Fluorescéine	Mexenone [1]	Triclocarban
Goudron	Musc ambrette	

(1) filtre solaire

Liste non exhaustive

Sources :
Introduction à la dermopharmacie et à la cosmétologie, MC. Martini, 2003.
Actifs et additifs en cosmétologie, MC. Martini, M. Seiller, 2ème édition,1999.

Annexe 3 : Plantes photosensibilisantes (65)

PLANTES PHOTOSENSIBILISANTES

Nom français	Nom latin	Famille	Voie
Angélique officinale	Angelica archangelica	Apiacées	Locale
Anis vert	Pimpinella anisum	Apiacées	Locale
Berce du Caucase	Heracleum manteganazium	Apiacées	Locale
Berce spondyle	Heracleum sphondylium	Apiacées	Locale
Bergamote	Citrus bergamia	Rutacées	Locale
Camomille romaine	Anthemis nobilis	Astéracées	Locale
Camphrier	Cinnamomum camphora	Lauracées	Locale
Cannelier de Chine	Cinnamomum aromaticum	Lauracées	Locale
Cannelier de Ceylan	Cinnamomum zeylanicum	Lauracées	Locale
Carotte sauvage	Daucus carota	Apiacées	Locale
Céleri	Apium graveolens	Apiacées	Locale / Orale
Citron vert ou lime	Citrus aurantiifolia	Rutacées	Locale / Orale
Citronnier ou cédrat	Citrus limonum	Rutacées	Locale
Coronille en jonc	Coronilla juncea	Fabacées	Locale
Coronille glauque	Coronilla glauca	Fabacées	Locale
Coronille scorpioides	Coronilla scorpioides	Fabacées	Locale
Eucalyptus globuleux	Eucalyptus globulus	Myrtacées	Locale
Fenouil doux	Foeniculum vulgare	Apiacées	Locale
Figuier	Ficus carica	Moracées	Locale / Orale
Figuier Sycomore	Ficus sycomorus	Moracées	Locale
Fraxinelle blanche	Dictamnus albus	Rutacées	Locale
Genévrier commun	Juniperus communis	Cupressacées	Locale
Grande Ammi	Ammi majus	Apiacées	Locale
Grande pimprenelle	Pimpinella major	Apiacées	Locale
Khella	Ammi visnaga	Apiacées	Locale
Lavande	Lavandula officinalis	Labiées	Locale
Lichen d'Islande	Cetraria Islandica	Parmeliacées	Locale
Limettier hérissé	Citrus hystrix	Rutacées	Locale
Livèche	Levisticum officinalis	Apiacées	Locale
Matricaire	Matricaria chamomilla	Astéracées	Locale
Menthe poivrée	Mentha piperita	Labiées	Locale
Millepertuis	Hypericum perforatum	Hypéricacées	Orale
Panais cultivé	Pastinaca sativa	Apiacées	Locale
Panais urticant	Pastinaca urens	Apiacées	Locale
Persil	Petroselinum sativum	Apiacées	Locale
Pin sylvestre	Pinus sylvestris	Abiétacées	Locale
Sapin blanc	Abies alba	Hypéricacées	Locale
Sauge	Salvia officinalis	Labiées	Locale
Trèfle bitumineux	Psoralea bituminosa	Fabacées	Locale
Rue fétide	Ruta graveolens	Rutacées	Locale

Liste non exhaustive

OCP REPARTITION S.A.S - RCS 388 888 707 Bretigny www.ocp.fr OCPAR VAN

Sources:
Plantes toxiques, Végétaux dangereux pour l'homme et les animaux. J. Bruneton. 2ème édition. 2001.
Pharmacognosie, Phytochimie, Plantes médicinales. J. Bruneton. 3ème édition. 1999.
Préparations de plantes utilisées en tant que matières premières dans les produits cosmétiques. Conseil de l'… édition. 1994.
http://www.Ensaia.inpl-nancy.fr. "Plantes produisant naturellement des furocoumarines."
Les voies d'administration sont citées par rapport aux sources bibliographiques

Annexe 4 : Surveillance pendant un traitement par isotrétinoïne orale (194)

Surveillance spécifique pour les femmes en âge de procréer :

L'isotrétinoïne est contre-indiquée chez les femmes en âge de procréer, sauf lorsque sont réunies toutes les conditions suivantes, énoncées dans le "Programme de Prévention de la Grossesse" :

- La patiente présente une acné sévère (telle que acné nodulaire, acné conglobata ou acné susceptible d'induire des cicatrices définitives) résistante à des cures appropriées de traitement classique comportant des antibiotiques systémiques et un traitement topique
- Elle comprend le risque tératogène
- Elle comprend la nécessité d'un suivi rigoureux chaque mois
- Elle comprend et accepte la nécessité d'une contraception efficace, ininterrompue, débutant 1 mois avant le début du traitement, se poursuivant pendant toute la durée du traitement et se prolongeant 1 mois après la fin du traitement. Au moins une et préférentiellement deux méthodes complémentaires de contraception incluant une méthode mécanique, sont nécessaires. Même en cas d'aménorrhée, la patiente doit suivre toutes les mesures relatives à une contraception efficace
- Elle doit être en mesure d'appliquer les mesures de contraception efficaces qui lui sont prescrites
- Elle est informée et comprend les conséquences potentielles d'une éventuelle grossesse et la nécessité de consulter rapidement s'il existe un risque de grossesse
- Elle comprend la nécessité et accepte de faire un test de grossesse avant le début du traitement, pendant et 5 semaines après la fin du traitement.
- Elle reconnaît avoir compris les risques et les précautions nécessaires liés à l'utilisation de l'isotrétinoïne

Depuis le 15 mars 2010, les prescriptions et les délivrances d'isotrétinoïne sont conditionnées par la présentation du carnet-patiente, après vérification des mentions obligatoires : (195)

- Les patientes doivent présenter leur carnet à chaque consultation et lors de chaque délivrance de médicament
- Le carnet-patiente comporte systématiquement la date et les résultats des tests de grossesses.
- Avant toute délivrance, les pharmaciens doivent s'assurer que le carnet-patiente mentionne la date du test de grossesse et que

l'ordonnance date de moins de 7 jours. Ils ne doivent pas délivrer le médicament si ces conditions ne sont pas respectées.

Ces conditions concernent également les femmes qui déclarent n'avoir aucune activité sexuelle, sauf lorsque le prescripteur estime qu'il existe des raisons convaincantes indiquant l'absence de tout risque de grossesse.

Autre surveillance biologique applicable à tous les patients :

Les enzymes hépatiques doivent être contrôlées avant et un mois après le début du traitement, puis tous les trois mois, sauf lorsque des circonstances médicales particulières justifient des contrôles plus fréquents.
Les lipides sanguins doivent être contrôlés (à jeun) avant et un mois après le début du traitement, et par la suite tous les trois mois, sauf si une surveillance plus rapprochée est indiquée.

Annexe 5 : Médicaments pouvant être à l'origine d'acné (77)

Médicaments pouvant être à l'origine d'acné

– glucocorticoïdes, ACTH, androgènes anabolisants (thérapeutiques ou « dopants ») ;
– progestatifs non antiandrogéniques (notamment de 1re et 2e génération) ;
– antituberculeux (isoniazide surtout) ;
– barbituriques, phénytoïne ;
– lithium ;
– amineptine (la prise toxicomaniaque de fortes doses d'amineptine [Survector] a pu entraîner des acnés monstrueuses) ;
– autres antidépresseurs ;
– vitamine B12 ;
– halogènes (iode, brome).
– antimitotiques classiques (dactinomycine) ;
– inhibiteurs du récepteur de l'*Epidermal Growth Factor*. Cette nouvelle classe d'agents anticancéreux est efficace dans plusieurs types de cancers, dont surtout les cancers du poumon non à petites cellules. Il s'agit d'anticorps monoclonaux contre le récepteur de l'EGF (cétuximab, panitumumab) et d'inhibiteurs de la tyrosine-kinase de l'EGFR, comme le gefitinib ou l'erlotinib. Ils sont mieux tolérés que les chimiothérapies traditionnelles, mais ont cependant un certain nombre d'effets secondaires, notamment cutanés. Près de 40 % des patients développent une éruption acnéiforme du visage et du tronc. L'aspect est celui d'une acné pustuleuse ou d'une rosacée pustuleuse (*voir Figure 6-6, page 178*). Ces acnés sont très rapidement améliorées par les cyclines et les antiacnéiques locaux, et le traitement anticancéreux peut être poursuivi sans modification. Il est même possible que l'éruption soit un marqueur d'une bonne efficacité de l'inhibiteur du récepteur d'EGF sur les tumeurs.

Annexe 6 : Classification et différents stades de métastases (185)

* La Classification TNM de l'AJCC

Classification T : épaisseur tumorale

T1	< 1 mm	a : sans ulcération b : avec ulcération
T2	1,01 à 2 mm	a : sans ulcération b : avec ulcération
T3	2,01 à 4 mm	a : sans ulcération b : avec ulcération
T4	> 4 mm	a : sans ulcération b : avec ulcération

Classification N

N1	1 ganglion envahi	a : micrométastase b : macrométastase
N2	2-3 ganglions envahis	a : micrométastase b : macrométastase c : métastase en transit ou microsatellite, sans métastase ganglionnaire
N3	4 métastases ganglionnaires ou plus, ganglions infectés ou association avec des métastases en transit /microsatellite ou mélanome ulcéré et ganglions métastatiques	

Classification M

M1	Métastase à distance cutanée, ganglionnaire ou osseuse
M2	Métastase pulmonaire
M3	Autres métastases viscérales ou métastases à distance

* Les différents stades

Classification clinique				
Mélanome localisé	0	T in situ	N0	M0
	IA	T1a	N0	M0
	IB	T1b et T2a	N0	M0
	IIA	T2b et T3a	N0	M0
	IIB	T3b et T4a	N0	M0
	IIC	T4b	N0	M0
Métastases régionales	IIIA	Tout T1-4a	N1b	M0
	IIIB	Tout T1-4a	N2b	N0M0
	IIIC	Tout T	N2c et N3	M0
Métastases à distance	IV	Tout T	Tout N	Tout M

Annexe 7 : Les principales possibilités de traitements selon le stade du mélanome au moment du diagnostic (172, 189)

Stade I et II : mélanome localisé

- Chirurgie : exérèse du mélanome
- Immunothérapie adjuvante (c'est-à-dire en complément de la chirurgie) par interféron alpha : elle peut être proposée en option pour les mélanomes dont l'épaisseur est supérieure à 1,5 mm. Elle vise à réduire le risque de récidive.

Stade III : mélanome avec envahissement locorégional (atteinte des ganglions lymphatiques ou présence de métastases « en transit »)

- Chirurgie : exérèse du mélanome et des ganglions à proximité.
- Immunothérapie adjuvante
- Radiothérapie externe : elle peut être utilisée comme traitement adjuvant
- Chimiothérapie : elle peut être proposée pour le traitement des mélanomes que l'on ne peut pas retirer par la chirurgie

Stade IV : mélanome avec métastases à distance

- Chirurgie : l'exérèse chirurgicale des métastases est discutée en réunion de concertation pluridisciplinaire.
- Radiothérapie externe : c'est le traitement de référence des métastases osseuses. Elle est éventuellement associée à la chimiothérapie ou à la chirurgie. Elle est dite palliative, c'est-à-dire qu'elle vise à freiner la progression de la maladie, et donc à atténuer les effets de cette progression dont la douleur.
- Chimiothérapie : elle peut être proposée pour le traitement des mélanomes avec atteinte métastatique viscérale. Elle est proposée pour maîtriser le développement de la maladie et soulager les symptômes d'une maladie avancée (chimiothérapie palliative).
- Immunothérapie

D'autres traitements peuvent être proposés dans des situations particulières :

- la destruction des métastases par radiofréquence. La radiofréquence est une technique de chirurgie qui détruit les cellules cancéreuses par une chaleur intense produite par des ondes. Sous l'action de la chaleur, les tissus s'échauffent et se détruisent. Cette technique est réalisée sous anesthésie générale et nécessite une hospitalisation d'environ 3 jours. L'instrument utilisé se présente comme une aiguille constituée de deux parties. L'une permet de guider l'outil à travers la peau jusqu'à la zone à traiter, l'autre est une électrode qui envoie les ondes sur la tumeur.

- **La cryochirurgie des métastases hépatiques**. La cryochirurgie est un traitement local qui détruit les cellules cancéreuses par un froid intense. Guidé par une échographie, le médecin insère des aiguilles dans la zone à traiter au travers de la peau afin de congeler la tumeur entre - 40° et - 60°C. Sous l'action du froid, les cellules cancéreuses se rompent et meurent. On parle aussi de cryothérapie.

- **La chimiothérapie sur membre isolé**. Ce type de chimiothérapie vise à traiter un membre (supérieur ou inférieur) atteint dans son ensemble. La circulation sanguine du membre est dérivée de manière à l'isoler du reste du corps et à interrompre la communication du sang avec le reste du corps. De fortes doses de chimiothérapie sont ensuite administrées dans la circulation isolée. Cette méthode est réalisée dans des conditions d'hyperthermie, ce qui veut dire que la température du sang que l'on fait circuler dans le membre est élevée : entre 38° et 40°. Cela permet une circulation optimale dans la tumeur et ainsi une bonne pénétration des médicaments.

- **La radiochirurgie stéréotaxique** ou des techniques équivalentes peuvent être utilisées en cas de petites lésions cérébrales. La radiochirurgie stéréotaxique est une technique récente de radiothérapie. Elle consiste à administrer un faisceau de rayons qui se concentrent sur la tumeur pour la détruire. Cette technique est particulièrement utile pour traiter des tumeurs profondes pour lesquelles il serait trop dangereux de réaliser une intervention chirurgicale. Contrairement aux radiothérapies classiques, la radiochirurgie nécessite très peu de séances ; parfois une seule suffit.

Annexe 8 : Conseils en photoprotection (191)

L'intensité des UV est liée à l'horaire d'exposition. Pour limiter les risques, évitez de vous exposer entre 12h et 16h.

Les bébés et les enfants sont plus vulnérables face au soleil. Ils ont une peau et des yeux plus fragiles et s'exposent plus souvent. Pour limiter les risques, ils doivent donc être particulièrement protégés.

Un T-shirt sec, un chapeau à bord large et des lunettes de soleil constituent la panoplie la plus sûre et la plus simple contre les rayons UV. Se couvrir est le meilleur moyen de limiter les risques liés au soleil, même sous le parasol.

En plus des vêtements, la crème est un filtre indispensable aux rayons du soleil. Pour limiter les risques, elle doit être appliquée soigneusement toutes les deux heures et systématiquement après la baignade. Attention, la crème ne permet pas de s'exposer plus longtemps.

Il faut également faire attention aux médicaments, déodorants et parfums pouvant provoquer des allergies et brûlures au soleil.

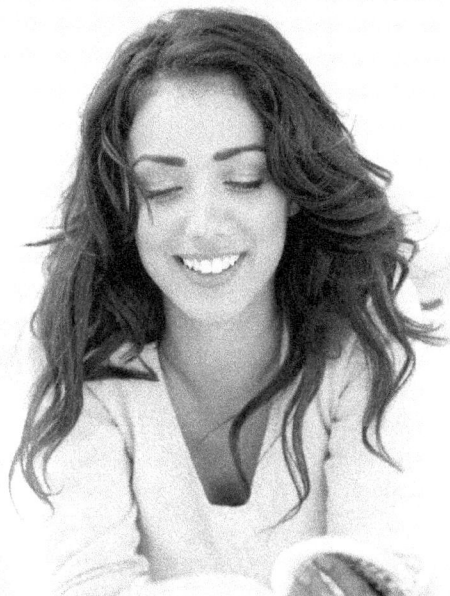

Oui, je veux morebooks!

i want morebooks!

Buy your books fast and straightforward online - at one of world's fastest growing online book stores! Environmentally sound due to Print-on-Demand technologies.

Buy your books online at

www.get-morebooks.com

Achetez vos livres en ligne, vite et bien, sur l'une des librairies en ligne les plus performantes au monde!
En protégeant nos ressources et notre environnement grâce à l'impression à la demande.

La librairie en ligne pour acheter plus vite

www.morebooks.fr

VDM Verlagsservicegesellschaft mbH
Heinrich-Böcking-Str. 6-8   Telefon: +49 681 3720 174   info@vdm-vsg.de
D - 66121 Saarbrücken   Telefax: +49 681 3720 1749   www.vdm-vsg.de

www.ingramcontent.com/pod-product-compliance
Lightning Source LLC
Chambersburg PA
CBHW021058210326
41598CB00016B/1246